Harper
Collins

Dr. med. Thomas Schmitz
und Sven Siebert

Klartext: Impfen!

Ein Aufklärungsbuch zum Schutz unserer Gesundheit

Harper
Collins

HarperCollins®

1. Auflage: August 2019
Copyright © 2019 by HarperCollins
in der HarperCollins Germany GmbH, Hamburg

Umschlaggestaltung: Hafen Werbeagentur, Hamburg
Umschlagabbildung: studiocasper / iStock
Lektorat: Steffen Geier
Satz: GGP Media GmbH, Pößneck
Printed in Germany
Dieses Buch wurde auf FSC®-zertifiziertem Papier gedruckt.
ISBN 978-3-95967-338-9

www.harpercollins.de

Werden Sie Fan von HarperCollins Germany auf Facebook!

In diesem Buch geht es um medizinische Fragen. Die Autoren haben alle Angaben sorgfältig recherchiert. Trotzdem ersetzt dieses Buch nicht den kompetenten Rat eines Mediziners, der sich einem Patienten persönlich widmet und dessen Umstände kennt. Es ist deshalb wichtig, auch alle Fragen einer Impfung individuell mit dem impfenden Arzt zu besprechen. Die Autoren, der Verlag und seine Beauftragten schließen jegliche Haftung für Personen-, Sach- oder Vermögensschäden aus.

Die Autoren versichern, dass sie dieses Buch unabhängig verfasst haben. Insbesondere unterhalten sie keine finanziellen Beziehungen zu Organisationen oder Unternehmen, die dieses Buch beeinflusst haben könnten.

Inhalt

Vorwort   11

Erstes Kapitel,   21
in dem wir zu verstehen versuchen, warum es auch oder gerade intelligente und gebildete Menschen für möglich halten, dass renommierte Wissenschaftler, die Pharmaindustrie, die Regierung ihres Landes und die Mehrzahl der Kinderärzte vorsätzlich die Gesundheit der Kinder riskieren.

Zweites Kapitel,   46
in dem wir der sogenannten Impflüge auf den Grund gehen und Menschen begegnen, die glauben, von einer Pockenimpfung bekomme man die Grippe. In dem wir außerdem auf Internetseiten, Bücher und Filme stoßen, in denen es von Fake News, Urban Legends, Voodoo und Impflügen-Lügen nur so wimmelt und eine der größten Errungenschaften der modernen Medizin als gigantische Weltverschwörung dargestellt wird.

Drittes Kapitel,   65
in dem wir Antikörpern, Killerzellen und dem übrigen Wunderwerk des Immunsystems begegnen, das uns täglich das Leben rettet. Und in dem wir erfahren, dass die Immunisierungen durch eine überstandene Krankheit und durchs Impfen nach dem gleichen natürlichen Muster ablaufen.

Viertes Kapitel, 78
in dem wir die wundervolle Lady Mary und den kleinen Jimmy Phipps kennenlernen, der vor mehr als 200 Jahren für den wissenschaftlichen Fortschritt missbraucht wurde. Und in dem wir erfahren, dass man in China womöglich schon vor tausend Jahren zermahlenen Pockenschorf schnupfte.

Fünftes Kapitel, 105
in dem wir Krankheiten kennenlernen, von denen die meisten von uns noch nie etwas gehört haben, die aber buchstäblich Milliarden Menschen betreffen und bei deren Bekämpfung Impfstoffe eine große Rolle spielen könnten. In dem wir außerdem erfahren, dass die Impfstoffentwicklung stockt, weil Geld fehlt; dass es Impfstoffe gibt, die aber noch nicht genug Menschen erreichen; und dass Menschen wie Melinda und Bill Gates dazu beitragen wollen, dass weniger Kinder an vermeidbaren Infektionskrankheiten sterben.

Sechstes Kapitel, 121
in dem wir daran erinnert werden, dass es auch vor fünfzig Jahren alles andere als lustig war, sogenannte Kinderkrankheiten wie Masern oder Mumps zu bekommen – von Diphtherie oder einem Wundstarrkrampf ganz zu schweigen. Und in dem wir von Fällen hören, in denen heute mitten in Deutschland Menschen an solchen Krankheiten sterben, weil zu vielen das Impfen lästig oder unheimlich geworden ist.

Siebtes Kapitel, 164
in dem wir mögliche Komplikationen und Nebenwirkungen von Impfungen betrachten und uns ansehen, an welcher Stelle

im Impfgeschäft die Pharmaindustrie vielleicht doch nicht so ganz im Interesse der Patienten handelt.

Achtes Kapitel, 180
in dem wir feststellen, was man auch ohne Impfpflicht alles machen kann. In dem wir uns an die DDR und ihre roten Impfausweise erinnern und nach Frankreich und Italien reisen, wo es staatlich verordnete Impfungen gegen sehr viele Krankheiten gibt. Und in dem wir erfahren, dass unsere Kinder als Austauschschüler in den USA ohne Impfung keine Schule besuchen dürfen.

Schlusswort,
in dem wir kurz und knapp zum Fazit kommen.

Dank
Literatur (Auswahl)

Vorwort

Es gibt nicht viele Themen, die die Temperatur einer eben noch freundlich-harmlosen Plauderei binnen weniger Minuten auf den Siedepunkt treiben oder in eisige Tiefen abfallen lassen können. Man braucht wirklich sehr viel Disziplin, um in einem Gespräch übers Impfen nicht sehr schnell sehr emotional zu werden. Wenn Sie dieses Buch in die Hand genommen haben, haben Sie das wahrscheinlich schon einmal selbst erlebt. Jemand schneidet das Thema an, es gibt eine kurze Pause, in der man Luft holt – und dann geht's los!

Freundschaften sind darüber zerbrochen, enge Verwandte stellen den Kontakt ein, Mütter und Väter prozessieren gegeneinander bis zum Bundesgerichtshof. Was ist da los? Weshalb kann uns ein auf den ersten Blick gar nicht so spektakuläres Thema wie das Impfen so wahnsinnig aufregen?

Die Antwort ist eigentlich naheliegend. Es geht um unsere Kinder. Kaum etwas verfolgen wir so bedingungslos: Bekommt Kinder! Der natürliche Drang, sich fortzupflanzen, beschäftigt auch uns Menschen in einer modernen Gesellschaft, die sich von vielen natürlichen Prozessen abgekoppelt hat. Wenn man Punkt eins abgehakt hat, und die Kinder auf der Welt sind, kommt Punkt zwei. Und der ist für die meisten Menschen nicht weniger bestimmend: Sorgt dafür, dass es euren Kindern gut geht. Dass sie überleben! Schützt ihre Gesundheit!

Und schon sind wir mittendrin. Denn die Gesundheit der

Kinder schützen wollen wir alle. Aber *wie* das beim Thema dieses Buches am besten gelingt, darüber tobt die Debatte. Für die einen ist es selbstverständlich, Kinder durch Impfungen gegen die Gefahren von Infektionskrankheiten zu schützen. Für die anderen sind gerade Impfungen eine unverantwortliche Gefährdung der Kindergesundheit. Und beide Seiten werfen der jeweils anderen das Gleiche vor: Ihr macht euch schuldig! Ihr *gefährdet* die Gesundheit eurer Kinder! Keine gute Voraussetzung für ein entspanntes Gespräch über das Für und Wider einer medizinischen Maßnahme.

Impfen ist Körperverletzung. Das sehen auch Ärzte so, und unsere Kinder werden Ihnen diese Einschätzung jederzeit bestätigen. Wenn der Kinderarzt eine kleine Spritze auf seinem Tablett liegen hat, ist der bis dahin eigentlich ganz entspannte Besuch in der Praxis im Eimer. »Papa! Ich will mich nicht mit einer Nadel stechen lassen!«

Impfen ist tatsächlich – im juristischen Sinne – Körperverletzung. Ähnlich wie operative Eingriffe. Kein Arzt darf in Deutschland eine Impfung verabreichen oder einem bei einer Operation mit einem Skalpell die Bauchdecke öffnen ohne Einwilligung des Patienten – oder seiner Eltern, wenn der Betroffene minderjährig ist. Es geht um die Abwägung, ob der Nutzen eines Eingriffs die Verletzung der körperlichen Unversehrtheit rechtfertigt.

In manchen Ländern besteht eine staatlich verordnete Impfpflicht. Die gab es auch in der DDR, wo jeder ein Impfbuch besaß, in dem bescheinigt wurde, dass die Bürgerin oder der Bürger der Republik die vorgeschriebenen Impfungen gegen Pocken, Tuberkulose, Kinderlähmung, Diphtherie,

Keuchhusten, Tetanus und Masern erhalten hatte. Heute muss in Deutschland, ebenso wie in Österreich und in der Schweiz, jeder für sich entscheiden, ob und wogegen er sich und seine Kinder impfen lässt.

Eltern müssen also abwägen. Auf der einen Seite steht der Schutz gegen gefährliche Infektionskrankheiten. Auf der anderen das Risiko der Nebenwirkungen einer Impfung oder die Sorge über mögliche Impfschäden.

Eltern wollen eine solche Entscheidung heute vielfach bewusst und eigenständig treffen und nicht kritiklos der Empfehlung eines Arztes oder einer staatlichen Kommission folgen. Das ist grundsätzlich verständlich und berechtigt, aber meistens verdammt schwierig. Die Materie ist komplex, das Immunsystem ein kompliziertes Wunderwerk, die Informationen, die gedruckt und online zur Verfügung stehen, sind oft widersprüchlich. Und persönliche Erfahrungen mit schwerer Krankheit fehlen in der Regel.

Wer sich auf die Suche nach Informationen macht, gerät schnell in die lebhafte Szene der vehementen Impfgegner. Im Netz wimmelt es nur so von Posts, Tweets und Seiten, auf denen die angeblich verheerenden Wirkungen des Impfens beschrieben und beschrien werden. Es gibt auf dem deutschsprachigen Buchmarkt eine Fülle impfgegnerischer Literatur. Doch obwohl sie auf allen Kanälen senden, treten nicht wenige der Autoren als »Enthüller« auf, die Wahrheiten präsentieren, die in unserem Land sonst »unterdrückt« oder »verschwiegen« würden. Die Öffentlichkeit zum Thema Impfen besteht zum großen Teil aus Gegenöffentlichkeit.

Es ist daher gar nicht so einfach, der Impffrage aufgeschlossen gegenüberzutreten. Wer online nach Literatur sucht, *muss* eigentlich zu dem Schluss kommen: Irgendetwas scheint ja wohl dran zu sein an den Argumenten der Impfgegner. Manches klingt doch auf den ersten Blick ganz plausibel ...

Die Geschichte des Impfens ist aber keine 200-jährige Geschichte der Lügen und Verschwörungen, wie uns viele der Anti-Impf-Aktivisten weismachen wollen. Sie ist im Gegenteil eine der größten Erfolgsgeschichten der Medizin. Die Entdeckung der Krankheitserreger und der Immunisierung gegen sie beendet die Phase der Menschheitsgeschichte, in der man Infektionskrankheiten als Schicksal ansehen musste, dem man weitgehend wehrlos gegenüberstand.

Mitte des 19. Jahrhunderts stritt man noch darüber, ob mikroskopisch kleine Lebewesen durch »Urzeugung« entstehen. Oder ob in Frauen, die an Kindbettfieber erkrankt waren, »Fremdstoffe« zu »gären« begonnen hatten. Dann blickten Louis Pasteur und Robert Koch immer tiefer in ihre Mikroskope, entwickelten erste Brutschränke und sterile Arbeitsmethoden. Mit der Entdeckung von Bakterien und Viren wurde die Bedeutung der Hygiene erkannt. Viele Krankheiten verbreiten sich heute weniger leicht, weil die Übertragungswege unterbrochen werden können. Es waren große Momente der Menschheitsgeschichte, als Pasteur und Koch in ihren Studierzimmern die ersten Erreger isolierten und schließlich erkannten, dass eine überstandene Infektion in vielen Fällen vor einer neuen Erkrankung schützt.

Natürlich gründen diese Forschungserfolge auch auf Rückschlägen. Es kam zu Infektionen, verantwortungslose Menschenversuche wurden unternommen, und manchmal richteten die Impfversuche schlimmeren Schaden an als die Krankheiten, die sie verhindern sollten. Aber wer diese historischen Fehlschläge heute als Argumente gegen das Impfen ins Feld führt, der müsste viele Bereiche der modernen Medizin ablehnen.

Impfstoffe gehören heute zu den am besten überwachten Medikamenten überhaupt. Die unerwünschten Wirkungen von Impfungen sind viel geringer als in der Frühzeit der Impfmedizin, das Risiko von Impfschäden wurde immer weiter minimiert. Vor allem sind die Impfungen in den meisten Fällen hochwirksam. Impfungen gehören zu den effektivsten Methoden, um den Menschen vor gravierenden Infektionskrankheiten zu schützen. Die Weltgesundheitsorganisation WHO schätzt, dass durch Impfungen jährlich zwei bis drei Millionen Todesfälle vermieden werden und bis heute bereits Hunderte Millionen vermieden wurden.

Trotzdem ist die immunologische Forschung nicht abgeschlossen: Neue Impfstoffe werden entwickelt. Es wird untersucht, wie bestehende Risiken weiter verringert werden können, oder ob Nebenwirkungen auftreten können, die bisher unerkannt geblieben sind.

Es ist eindeutig widerlegt, dass Masern-Impfungen Autismus auslösen können. Und es gibt keinerlei Belege, dass Impfungen Allergien begünstigen.

Es ist paradoxerweise gerade der große Erfolg der sogenannten Schulmedizin, der zu der falschen Annahme führt, man selbst und die eigenen Kinder seien von Infektionskrankheiten nicht mehr bedroht. Kinderkrankheiten sind aber auch heute noch eine todernste Sache. Weil uns das oft nicht mehr bewusst ist, verbreitet sich die Annahme, der Kinderorganismus müsse diese Erkrankungen »durchstehen«, um »gestärkt« daraus hervorzugehen.

Krankheiten werden vielfach als »natürlich« und daher irgendwie gut angesehen. Aber auch Erdbeben und Tsunamis sind natürlich. Epidemien von Infektionskrankheiten können ebenso verheerende Folgen wie solche Naturkatastrophen haben. Und es gibt keinen Zweifel, dass man sich davor, so gut es geht, schützen sollte.

Infektionskrankheiten haben keinen »Sinn«. Sie sind nicht dafür da, das menschliche Immunsystem zu stärken oder an der Persönlichkeitsbildung mitzuwirken. Die Viren und Bakterien, die Krankheiten auslösen, folgen nur ihrem genetischen Programm – nämlich sich selbst zu vermehren. Der Begleitschaden ist, dass sie uns krank machen, manchmal todkrank.

1962 starben in Deutschland – Ost und West – 156 Menschen an Masern. Heute sterben pro Jahr zwischen keinem und drei Menschen an der Krankheit – vor allem weil es viel, viel weniger Erkrankungen gibt als vor sechs Jahrzehnten. Wer heute auf das verhältnismäßig geringe Infektionsrisiko vertraut und auf eine Impfung verzichtet, profitiert von all denen, die sich früher haben impfen lassen und die dies auch heute noch tun. Wer sich und seine Kinder heute impfen lässt, übernimmt soziale Verantwortung. Oder umgekehrt: Wer das unterlässt, verhält sich rücksichtslos.

In Deutschland stirbt heute statistisch gesehen einer von tausend Masernkranken. Das ist zwar auch weniger als früher, weil man die Krankheit heute besser behandeln kann. Aber eine Gruppe von tausend Menschen, von denen einer stirbt, kann man sich durchaus noch vorstellen. Wer ein masernkrankes Kind zu Hause hat, findet diese Quote nicht so lustig.

Doch es geht nicht um die Todesfälle allein. Auch ein nichttödlicher Verlauf der Krankheit kann sehr unangenehme Folgen haben. Mittelohr-, Lungen- oder Gehirnentzündung mit bleibenden Schäden – um die Hitliste der Masern-Komplikationen zu nennen. Wer einmal als behandelnder Arzt ein an Lungenentzündung erkranktes Kind in einer Klinik betreut hat, mit Atemnot und starken Schmerzen, der wird vieles dafür tun, um solches Leiden zu verhindern. Und wer einmal das Leid eines Kindes mit Hirnhautentzündung erlebt hat und die Eltern über die negativen Auswirkungen auf die Entwicklung des Kindes aufklären musste, dem leuchtet der Nutzen der Vermeidung solcher Erkrankungen unmittelbar ein. Impfen ist ein effektiver Weg, dieses Ziel zu erreichen.

Warum aber ist gerade in aufgeklärten Zeiten und verantwortungsbewussten Milieus das Misstrauen gegen diese bewährte medizinische Vorbeugung gewachsen?

Impfen *ist* unheimlich. Nicht nur in den Augen von Kindern, die eine verständliche Abneigung gegen spitze Gegenstände haben, die auf sie gerichtet sind. Eine Sechsjährige aus unserem Bekanntenkreis lehnt sogar Nasenspray ab – auch bei schlimmstem Schnupfen: »Weil da fremde Flüssigkeiten in mich reinkommen.«

Beim Impfen bekommt man eine Spritze, obwohl man gar nicht krank ist. Das ist eindeutig ein dramatischerer Eingriff in die Unversehrtheit des Körpers als eine Vitamintablette oder ein Jod-Dragee. Eine ganze Unterabteilung des Horror- und Science-Fiction-Genres basiert auf dem Grusel, der von geheimnisvollen Injektionen ausgeht.

Impfen leuchtet dem Gesunden nicht unmittelbar ein, weil er eben *nicht* krank ist. Der Mensch hat immer einen gewissen

Vorbehalt gegen schmerzhafte Maßnahmen, die sich gegen mehr oder weniger vage Gefahren in der Zukunft richten. Und je länger die Zeit der großen Epidemien und die Erfahrung ernsthafter Erkrankungen zurückliegen, desto weniger zwingend erscheint eine solche Vorbeugung.

In der Generation unserer Eltern oder Großeltern wurden ärztliche Empfehlungen oder staatliche Anweisungen weniger oft infrage gestellt als heute. Heute hat uns der Staat erst mal gar nichts zu sagen. Der Arzt ist für uns schon lange kein »Halbgott in Weiß« mehr. Ob wir uns oder unsere Kinder wirklich impfen lassen sollen, das wollen wir erst mal sehen!

Diese kritische Haltung ist hilfreich, denn durch ständiges Infragestellen wird alles immer wieder aufs Neue abgeklopft: Ist eine Impfung gerechtfertigt? Ist sie effektiv und sicher? Wie sehen neue Erkenntnisse dazu aus? Muss die Empfehlung geändert werden? Ist eine neue Impfung sinnvoll?

Die Empfehlungen, welche Impfungen wann für wen sinnvoll sind, kommen in Deutschland von der Ständigen Impfkommission (STIKO), in der Schweiz von der Eidgenössischen Kommission für Impffragen (EKIF) und in Österreich vom Nationalen Impfgremium. Deren Empfehlungen werden stets kritisch diskutiert. Und die fortwährende Auseinandersetzung mit Kritik ist es wohl auch, die dazu beigetragen hat, dass beispielsweise die Mitglieder der STIKO seit einigen Jahren einem Anti-Korruptionsprogramm unterzogen werden, das seinesgleichen sucht.

Während ein US-amerikanischer Präsident Aktienanteile großer Firmen halten und sich von Firmenbossen beraten lassen darf, wird ein Mitglied der STIKO von Abstimmungen über Impfempfehlungen ausgeschlossen, wenn es auch nur einen Vortrag auf einem Kongress gehalten hat, der von einer Pharmafirma gesponsert wurde. Unabhängigkeit und Transparenz der Entscheidungen der STIKO haben auch durch permanentes Nachhaken höchsten Standard erreicht.

Dieses *gesunde* Misstrauen, die moderne Mündigkeit des Bürgers und Patienten, mischt sich aber mit der neuartigen Unmündigkeit aus den Echokammern des Internets. Dort erscheint es manchem plötzlich vollkommen schlüssig, dass sich renommierte Wissenschaftler, die Pharmaindustrie, die Regierungen der meisten Länder und die Mehrzahl der Kinderärzte gegen die Gesundheit unserer Kinder verschworen haben. Aber was hier läuft, ist Gegenaufklärung. Was Impfgegner verbreiten, sind Do-it-yourself-Einschätzungen, die einzig dazu dienen, eine vorgefasste Meinung zu bestätigen. Es werden einzelne Aspekte herausgegriffen und falsch bewertet, um Impfungen ganz grundsätzlich zu diskreditieren. Immer geht es darum, den Gesamtblick auf Nutzen und auch Risiken des Impfens zu vernebeln.

Es ist tatsächlich verdammt schwierig, sich von allen Aspekten des Impfens ein umfassendes Bild zu machen. Wir sind nicht in der Lage, alle vorhandenen Erkenntnisse zu betrachten, zu durchdringen und zu bewerten. Niemand kann in ein paar Stunden oder Tagen ein Medizinstudium, eine Ausbildung zum Statistiker oder Epidemiologen nachholen. Daher sind wir darauf angewiesen, dass seriöse Profis Impffragen analysieren, bewerten und dann zu einer Empfehlung kommen. Wir selbst aber können prüfen, ob das Verfahren transparent ist und die Entscheidungen und Empfehlungen unabhängig von sachfremden Interessen zustande kommen.

Deswegen ist unser Buch keine wissenschaftliche Arbeit, die die Wirksamkeit oder Gefährlichkeit von Impfungen auf der Basis eigener Forschungsergebnisse beurteilt. Unser Buch soll dabei helfen, die eigene Verunsicherung beim Thema Impfen zu verstehen. Es soll deutlich machen, dass zur Impfentscheidung sehr viele Einzelaspekte beitragen. Und wir hoffen, dass Sie am Ende der Lektüre dieses Buches sehen, dass Impfungen wie kaum etwas anderes dazu dienen, unseren wichtigsten Wunsch zu verwirklichen: unsere Kinder zu schützen!

Dr. Thomas Schmitz und Sven Siebert
im August 2019

Erstes Kapitel,

in dem wir zu verstehen versuchen, warum es auch oder gerade intelligente und gebildete Menschen für möglich halten, dass renommierte Wissenschaftler, die Pharmaindustrie, die Regierung ihres Landes und die Mehrzahl der Kinderärzte vorsätzlich die Gesundheit der Kinder riskieren.

Wenn Sie in der Schweiz leben, sind es zehn Spritzen, die Sie Ihrem Kind in den ersten zwei Lebensjahren verpassen lassen – vorausgesetzt, Sie folgen den Empfehlungen der Eidgenössischen Kommission für Impffragen (EKIF). In Deutschland sind es – je nach Impfstoffauswahl – zehn oder elf Injektionen. Und wenn Sie in Österreich auch jene empfohlenen Impfungen vornehmen lassen, die nicht Teil des kostenfreien Kinderimpfprogramms sind, sind es sogar bis zu 21 Stiche. Hinzu kommen zwei bis drei Schluckimpfungen. In der Regel zeigen Kinder, auch Babys, nur wenig Begeisterung für diese körperverletzenden Maßnahmen. Es ist nicht so wahnsinnig verwunderlich, wenn sich junge Eltern fragen: Muss das wirklich sein? Muss das *alles* sein?

Der Spaß, mit schreienden Kindern beim Arzt zu sitzen, wird möglicherweise noch übertroffen von der Sorge um die Gesundheit des Kindes, die man doch eigentlich gerade schützen wollte. Bei der Impfung mit dem Dreifach-Impfstoff gegen Masern, Mumps und Röteln werden »bei fünf bis 15 Prozent der Geimpften Allgemeinsymptome in Form von

Fieber, Kopfschmerzen, Mattigkeit, Unwohlsein oder Magen-Darm-Beschwerden, bei etwa zwei bis neun Prozent eine leichte Impfkrankheit mit Fieber und einem masernähnlichen Exanthem [das ist der typische Ausschlag] beobachtet«. So ist es wörtlich in der Empfehlung der STIKO in Deutschland zu lesen.

Das heißt: In fünf bis 15 Prozent der Impfbesuche geht man mit einem gesunden Kind zum Arzt und hat am nächsten oder übernächsten Tag ein schlappes, kränkelndes oder richtig krankes Kind daheim. Das ist auch schon einem der Autoren dieses Buches so gegangen. Da ist die Mitteilung vielleicht nur wenig tröstlich, dass es bei Säuglingen nur selten »bei hohem Fieber zu einem Fieberkrampf kommen« kann. Und dass »allergische Sofortreaktionen« selten, ein »anaphylaktischer Schock« (ein Kreislaufschock, der im schlimmsten Fall tödlich enden kann) sehr selten auftritt. Na ja, und eine Enzephalitis, eine Entzündung des Gehirns, wurde nur »in Einzelfällen« beschrieben. In Einzelfällen ... na, super!

Und haben nicht die Eltern aus der Krabbelgruppe von dem schlimmen Hautausschlag nach der Impfung berichtet? Und hat nicht die Hebamme schon die Nase gerümpft, als es ums Impfen ging?

Muss das also sein? Ist es das wert?

Sie werden jetzt nicht sehr überrascht sein – unsere Antwort darauf lautet: Ja, das ist es wert. Das Risiko ernsthafter Komplikationen ist sehr, sehr klein, der Nutzen der empfohlenen Schutzimpfungen dagegen sehr hoch.

Aber wer dieses Urteil nicht einfach so hinnimmt, sondern findet, er oder sie müsse sich mit der Materie mal etwas eingehender befasser, kommt schnell ins Schleudern. Es ist gar nicht so schwierig, Impfgegner zu werden. Oder wenigstens Impfskeptiker. Skeptiker zu sein ist schließlich in vielen, auch nichtmedizinischen Fällen eine angemessene Haltung. Es ist ja richtig, nicht alles kritiklos hinzunehmen, was einem vorgesetzt wird. Das lernt man – wenn's gut läuft – sogar in der Schule.

Information beginnt heute meistens im Internet. Das Netz ist eine gigantische Informationsmaschine, aber leider auch eine gigantische Desinformationsmaschine. Wir stellen uns also die Muss-das-sein-Frage und setzen uns vor den Computer oder zücken unser Smartphone. Wir suchen nach dem Begriff »Impfen«.

Unabhängig von der genutzten Suchmaschine finden wir unter den ersten Treffern die staatlich finanzierten Informationsseiten der Bundeszentrale für gesundheitliche Aufklärung (BZgA) und des Robert Koch-Instituts (RKI). Sind wir hier richtig? Wollten wir nicht wissen, ob die offiziellen Impfempfehlungen Mist sind?

Impfen.de, eine Seite mit »allen Informationen zu Impfungen«, ist in Sachen unabhängiger Informationen vielleicht auch nicht so grandios. Sie wird vom weltweit größten Impfstoff-Hersteller GlaxoSmithKline betrieben ...

Und dann treffen wir auf Seiten, die eine »individuelle Impfentscheidung« propagieren. Google empfiehlt ein Video, in dem ein Kinderarzt erklärt, ungeimpfte Kinder seien gesünder als geimpfte. Und es gibt all die Web-Seiten, Facebook-Gruppen und Tweets, in denen vor den Folgen des Impfens vehement gewarnt wird.

Wenn wir das Stichwort »Impfen« auf den Seiten der Online-Buchhändler eingeben, ist die Lage noch eindeutiger:

Es wird fast ausschließlich impfkritische Literatur angeboten. Und wer in einer großen Buchhandlung nach Literatur übers Impfen fragt, wird zum Regal mit den medizinischen Ratgebern geführt und findet dort Bücher, in denen Homöopathen für Impfzurückhaltung werben und die öffentlichen Institutionen für Public Health (früher hätte man »Volksgesundheit« gesagt) als willige oder geschmierte Handlanger der Pharmaindustrie darstellen.

Bei Amazon wird ein T-Shirt im Piraten-Design angeboten. Der Satz »Impfen schützt die Pharmaindustrie« umrundet einen Totenkopf mit zwei gekreuzten Spritzen. Und natürlich gibt es dort die DVD »Vaxxed« (abgeleitet vom englischen Wort für impfen: *to vaccinate*). Das ist ein Film, in dem die – selbstverständlich staatlich unterdrückte – »schockierende Wahrheit« präsentiert wird, Impfungen lösten bei Kindern Autismus aus. Es gibt Leute, die halten Amazon für die »Antivax-Website No. 1«. Und sie liegen damit wahrscheinlich gar nicht so falsch.

In Sendungen des öffentlich-rechtlichen Rundfunks treten Impfgegner als sogenannte Experten auf. Und sogar im Berlin-Brandenburgischen Biologie-Lehrplan für die Mittelstufe wird angeregt, sich mit dem Thema »Schutzimpfungen – Wohl oder Übel« zu beschäftigen.

Selbst wenn wir die offensichtlich obskuren Anbieter weglassen, werden wir mit Fragen konfrontiert, die erst einmal gar nicht unvernünftig klingen: Nehmen Allergien vielleicht erst zu, seit Kinder geimpft werden? Steigt die Zahl plötzlicher Kindstode, seit man gegen Keuchhusten impft? Ist man sicher, dass Multiple Sklerose nicht durch Impfungen ausgelöst wird? Was ist mit Autismus? Warum gibt es immer mehr

Fälle? Sind die Wissenschaftler sicher, dass das nichts mit dem Impfen zu tun hat? Sind die Masern nicht auch ohne Impfungen zurückgegangen? Und ist es nicht gut, wenn Kinder Krankheiten »durchmachen«?

Das sind tatsächlich gute Fragen. Und auf sie gibt es – auch im Netz – gute und seriöse Antworten. Denn auch Wissenschaftler haben sie sich gestellt – und keineswegs nur die, die von Pfizer, Sanofi Pasteur oder GlaxoSmithKline finanziert werden. Aber wenn wir um das Robert Koch-Institut oder die Impfstoff-Hersteller erst einmal einen Bogen gemacht haben, ist die Wahrscheinlichkeit verdammt hoch, dass wir dort landen, wo die Antworten uns eher noch mehr verunsichern. Das Video mit dem Kinderarzt, der ungeimpfte Kinder für gesünder hält, ist zum Beispiel schon mehr als eine halbe Million Mal angesehen worden.

Schon eine solche Verunsicherung führt zu einer Abnahme der Impfbereitschaft, obwohl noch gar keine endgültige Entscheidung gefallen ist. Die Erfurter Wissenschaftlerin Cornelia Betsch, die über die Psychologie der Impfentscheidung forscht, hat 2013 in einem *FAZ*-Interview gesagt: »Je mehr man weiß, desto schwieriger kann die Entscheidung fallen, die Impfhandlung letztlich zu vollziehen. Aufschieben ist dann eine Option.« Ich weiß nicht, was richtig ist, also warte ich erst mal ab. Das Ergebnis ist ein ungeimpftes oder zu spät geimpftes Kind.

Zur Impfzurückhaltung trägt bei, dass das Bewusstsein für die Gefährlichkeit von Infektionskrankheiten sinkt, weil wir ihnen gar nicht mehr begegnen. Oder haben Sie jemals einen Menschen gesehen, der an den Folgen einer Polio-Erkrankung litt? Wie oft begegnen Sie masernkranken Menschen?

Was war noch mal Diphtherie? Und kennen Sie jemanden, der an *Haemophilus influenzae* Typ b litt? Wir lernen diese Krankheiten und die mit ihnen verbundenen Gefahren und Leiden im sechsten Kapitel genauer kennen.

Ein Problem der Impfmedizin ist ihr großer Erfolg. Die gerade genannten Krankheiten waren auch in Mitteleuropa bis vor wenigen Jahrzehnten sehr gefährlich. Doch sie sind wie andere Krankheiten, gegen die man effektiv impfen kann, bei uns nur noch sehr selten. Wir haben sie fast vergessen. In den Fünfziger- und Sechzigerjahren musste man Eltern nicht lange erklären, weshalb eine Impfung gegen Kinderlähmung sinnvoll ist. Sie lebten in so großer Sorge vor einer möglichen Ansteckung ihres Kindes, dass die Entdeckung eines Impfstoffes als große Erlösung gefeiert wurde. Und auch heute legen Eltern in vielen Ländern Afrikas oder Asiens große Wege zurück, um ihre Kinder in den Genuss von Impfprogrammen kommen zu lassen. Ihnen wird täglich vor Augen geführt, wie bedrohlich Krankheiten sind. Man kann die Bedrohung an den Statistiken zur Kindersterblichkeit im Kongo oder in Bangladesch ablesen. Aber bei uns? Warum impfen gegen Krankheiten, die keiner mehr kennt?

Impfen hat nicht nur einen individuellen Schutzeffekt – nicht nur ich selbst und meine Kinder sind vor einer Masern-, Röteln- oder Keuchhusteninfektion geschützt. Impfen hat auch eine soziale Komponente. Die Institutionen für Public Health sind nicht nur deswegen scharf auf hohe Impfquoten, weil der einzelne Geimpfte geschützt ist. Impfungen schützen auch Ungeimpfte – etwa diejenigen, die wegen einer schweren Grunderkrankung oder wegen Schwangerschaft Impfungen nicht vertragen oder gemäß Impfkalender noch zu jung für die Impfungen und daher schutzlos sind.

Man nennt das »Herdenimmunität«. Eckart von Hirschhausen, der lustige und kluge Fernsehdoktor, bemängelt zu Recht, dass das eigentlich ein abschreckender Begriff ist: Wer ist schon gerne Teil einer Herde? Er empfiehlt die Vokabel »Gemeinschaftsschutz«. Weil aber Herdenschutz der international eingeführte Begriff ist (*herd immunity*), stellen wir uns nicht an, muhen oder blöken einmal und bleiben dabei.

Die Sache mit der Herdenimmunität funktioniert so: Damit ein fieses Masernvirus eine ordentliche Epidemie auslösen kann, braucht es Wirte, in denen es sich vermehren kann. Früher – vor Einführung der Impfungen in den Sechzigerjahren – war das ganz einfach: Ein Kind erkrankte an Masern, und bald bekamen auch Geschwister, Spiel- und Klassenkameraden Fieber und Pusteln (und wenn sie Pech hatten, auch noch eine Lungen- oder Gehirnentzündung).

Heute bekommt vielleicht ein Kind die Masern, aber das Virus findet keinen weiteren Wirt, weil alle oder fast alle Kontaktpersonen geimpft sind. Die Epidemie wird abgewürgt, weil die Infektionskette nach wenigen Gliedern endet. Doof für das Virus, gut für die Menschen.

Gut vor allem für die Menschen, die gegen Masern nicht ausreichend geschützt sind. Das sind sehr kleine Kinder, Säuglinge, die mit Lebendimpfstoffen noch nicht geimpft werden können. Das sind Erwachsene, die an einer angeborenen Immunschwäche leiden, die HIV-infiziert sind oder in Folge einer Organtransplantation oder wegen rheumatischer Erkrankung Immunsuppressiva schlucken müssen. Sie profitieren vom Herdenschutz. Um nicht zu sagen: Sie sind auf den Herdenschutz angewiesen, weil sie sich selbst nicht schützen können. Wer sich auf seine Freiheit beruft, auf empfohlene Impfungen verzichten zu können, schränkt damit die Freiheit von jungen Eltern, ihren Babys oder Menschen mit Immunschwäche ein. Denn wer damit rechnen muss, dass ungeimpfte Masernkranke ins Einkaufszentrum oder in die Kita kommen, wird sein eigenes noch ungeschütztes Kind dieser Infektionsgefahr nicht leichten Herzens aussetzen wollen.

Aber nicht nur die, die (noch) nicht geimpft werden können, profitieren davon, sondern alle anderen Ungeimpften auch. Und das ist die Krux: Das Wissen um diesen Schutz der Gemeinschaft kann nicht nur eine höhere Impfbereitschaft hervorrufen, weil der Einzelne soziale Verantwortung übernimmt – es kann auch zum Trittbrettfahren einladen. Der Einzelne profitiert bewusst oder unbewusst vom Schutz, den ihm die gut geimpfte Gesellschaft bietet, ohne selbst zu diesem Schutz beizutragen. Erfreulicherweise haben Cornelia Betsch und ihre Arbeitsgruppe an der Uni Erfurt festgestellt, dass die Impfbereitschaft steigt, wenn die Menschen wissen, was Herdenschutz ist.

Dieses Schwarzfahren funktioniert logischerweise nur so lange, wie genügend andere ein Ticket lösen. Und aus der jüngeren Vergangenheit gibt es eine Reihe von Beispielen, in denen das Konzept des Trittbrettfahrens gescheitert ist. Besonders gut untersucht ist eine Masernepidemie, die Coburg in Oberfranken ab November 2001 acht Monate lang heimsuchte. In Stadt und Landkreis erkrankten 1191 Menschen – überwiegend Kinder. Unter den Kranken waren auch gut hundert, die eigentlich rechtzeitig und mindestens einmal gegen Masern geimpft worden waren. Das entspricht der bei Masern üblichen Quote. Es kam glücklicherweise – anders als bei vergleichbaren Ausbrüchen – zu keinen Todesfällen, auch zu keinen Gehirnentzündungen, aber zu einer Menge Mittelohrentzündungen, zu zahlreichen schweren Lungenentzündungen mit wochenlangen Krankenhausaufenthalten, zu einigen Fieberkrämpfen und anderen Komplikationen. Es ist wirklich ein glücklicher Umstand, dass der Krankheit kein ungeschützter Säugling zum Opfer fiel.

Interessant an dem Coburger Fall sind vor allem zwei Beobachtungen. Erstens: Die Zahl der Impfungen stieg während der Epidemie sprunghaft an. Offenbar fanden auch Eltern, die der Impfung zuvor kritisch oder gleichgültig gegenübergestanden hatten, dass es jetzt doch angebracht sei, die eigenen Kinder impfen zu lassen. Als so harmlos erschien die Krankheit dann wohl doch nicht mehr, als man ihr unmittelbar begegnete.

Zweitens: Coburg, Stadt und Landkreis, hatte eine auffällig niedrige Durchimpfungsrate. Nur 77 Prozent der Schulanfänger hatten damals eine erste Masernimpfung erhalten, wahrscheinlich hatten noch weniger die eigentlich notwendige zweite Impfdosis bekommen. Coburg ist aber praktisch umzingelt von fränkischen und thüringischen Landkreisen, in denen die Impfrate zwischen 90 und 97 Prozent lag. Und dort traten jeweils nur zwischen sechs und 31 Masernfälle auf. Das zeigt, wie effektiv eine hohe Durchimpfungsrate ist. Sie schützt den einzelnen Geimpften, aber auch die Ungeimpften – und diejenigen, die bei einer Epidemie möglicherweise trotz einer (unvollständigen) Impfung krank werden würden.

Kleiner Ausflug zur Weltgesundheitsorganisation WHO: Ihr Ziel ist es, die Masern auszurotten. Das würde theoretisch gehen, weil Masern nur von Mensch zu Mensch weitergegeben werden können, das heißt, sie brauchen ungeschützte Menschen, um selbst überleben zu können. Und praktisch würde das mit dem Ausrotten klappen, wenn die Durchimpfungsraten über 95 Prozent lägen. Den Rest erledigt dann die Herdenimmunität. Aber 95 Prozent ist ein Wert, der beispielsweise bei Grundschülern in München klar verfehlt wird. In den USA und den meisten anderen amerikanischen Staaten waren die Masern hingegen verschwunden und wurden nur noch eingeschleppt – auch aus Deutschland. Inzwischen gibt es infolge des Erstarkens der Anti-Vaxx-Bewegung auch in den USA wieder mehr Fälle, in denen sich importierte Masern in Gemeinden mit vielen Ungeimpften ausbreiten können.

Das bringt uns zu der Frage, ob es nicht eigentlich ganz gut ist, wenn Kinder sogenannte Kinderkrankheiten durchmachen. Für die Persönlichkeitsbildung, für einen »Entwicklungsschritt«, wie der Anthroposoph Rudolf Steiner glaubte, oder fürs Immunsystem?

Mit den Eigenschaften der Wundermaschine Immunsystem beschäftigen wir uns im dritten Kapitel. Hier nur so viel: Impfungen sind gut fürs Immunsystem. Sie nutzen die gleichen Mechanismen wie eine Infektion – allerdings mit dem unschätzbaren Vorteil, dass die Impfviren abgeschwächt oder in Bestandteile aufgelöst sind, weshalb man eben auf das Erleben einer Krankheit mit möglicherweise gravierenden Folgen verzichten kann. Das Immunsystem wird dennoch trainiert und für einen späteren Angriff des Krankheitserregers gerüstet.

Und, um ein anderes Argument aufzugreifen, das oft gegen das Impfen angeführt wird: Impfungen, auch Dreifach-, Vierfach-, Fünffach- oder Sechsfachimpfungen, »überfordern« das Immunsystem nicht. Ein kindliches Immunsystem ist täglich mit Dutzenden, Hunderten neuer Antigene – Viren, Bakterien, natürlichen und künstlichen chemischen Verbindungen – konfrontiert. Kinder verbringen halbe Tage in der Krabbelgruppe auf vollgesabberten Wolldecken, Kleinkinder essen den Inhalt ganzer Sandkisten, Grundschüler niesen sich an. Das Immunsystem hat da ganz schön was zu tun. Es kapituliert nicht vor einer Sechsfachimpfung. Und das ist nicht nur so dahingesagt, das ist gründlich untersucht: Mehrfach-Impfungen verursachen nicht mehr Nebenwirkungen oder Komplikationen als Einfach-Impfungen. Mehrfach-Impfungen ersparen den Impflingen aber viele Pikser und verringern damit die Häufigkeit der bereits angesprochenen Körperverletzung.

In den ersten neun Monaten werden Kindern jedoch nur sogenannte Totimpfstoffe verabreicht. Damit kommt auch das junge Immunsystem von Säuglingen gut klar. Bei den Lebendimpfstoffen kann es anders aussehen. Erst ab dem zehnten Lebensmonat darf man Impfstoffe geben, die abgeschwächte, aber lebende Erreger enthalten. Ab diesem Alter schafft es das kindliche Immunsystem, diese vermehrungsfähigen Impfviren unter Kontrolle zu halten. Auch dies ist millionenfach erprobt.

Noch mal kurz zurück nach Coburg – einfach, weil es ein so schönes Beispiel ist: Viele der damals ungeimpften Kinder gehörten zu den Patienten eines Kinderarztes mit zusätzlichem Homöopathie-Studium. Er vertritt auch heute die

Ansicht, Kinderkrankheiten seien »als Festigung der (kindlich-menschlichen) Vitalitäts- und Immunkräfte zu verstehen«. So ist es auf seiner Internetseite nachzulesen. Eine »bedingungslose Impfung jedweder Kinderkrankheit« bedürfe daher einer ausführlichen, impfberatenden Diskussion, in die das Kind, die Eltern, die Großeltern und deren Krankheitsbiografie einzubinden seien. Es ist grundsätzlich richtig, ausführlich zu beraten und dabei die Krankheitsbiografie von Großeltern, Eltern und Kind »einzubinden«. Immer. Nicht nur bei Impffragen. Und es mag gelegentlich der Fall sein, dass Ärzte die Bedenken der Eltern bei einer Impfentscheidung ungeduldig oder sogar barsch abtun. Nicht selten landen zweifelnde Eltern daher mit ihren Kindern bei Ärzten, die dem Impfen kritisch oder sogar ablehnend gegenüberstehen, weil sie dort »endlich verstanden werden«. Das kann man in Internetforen von Impfgegnern nachlesen.

Allerdings weiß man heute, dass das Überstehen einer Krankheit wie Masern keineswegs die Abwehrkräfte stärkt. Wissenschaftler aus Princeton und Rotterdam wiesen nach, dass auch Jahre nach einer Maserninfektion die Wahrscheinlichkeit, an einer Infektion durch andere Erreger zu erkranken oder gar daran zu sterben, erhöht ist. Der angebliche Reifungscharakter einer Erkrankung ist damit widerlegt.

Die Idee der positiven Persönlichkeitsentwicklung infolge einer Kinderkrankheit steht ebenfalls auf unsicherem Grund. Remo Largo, der bekannte Schweizer Kinderarzt und Autor sehr guter Ratgeber zur Kindesentwicklung, sagte uns, es stimme, dass Kinder nach einer Krankheit oftmals einen Entwicklungsschub erleben. »Aber Sie können auch ein gesundes Kind vierzehn Tage im Bett behalten. Es will dann endlich wieder aktiv sein und Erfahrungen machen, es ist lernbegieriger als vor der Krankheit.« Es handele sich dabei um einen »Stau« – der werde aber häufig falsch interpretiert, sagt Largo. Nicht die Krankheit löse den Schub aus, sondern Untätigkeit und Isolation.

Largo sagt auch, Kinder erhielten während einer Krankheit häufig mehr Zuwendung, sie genössen mehr Aufmerksamkeit durch ihre Eltern. Davon profitieren die Kinder – unter Umständen auch in ihrer Entwicklung.»Aber«, sagt der Schweizer Wissenschaftler,»die Eltern können auch ihrem gesunden Kind ihre Aufmerksamkeit zuteilwerden lassen.«

Es ist gut, gefährliche Krankheiten zu vermeiden. Es ist eine rührende Vorstellung, dass Natur stets »gut« sei und man ihr daher ihren Lauf lassen solle. Wenn wir das konsequent täten, würde die Lebenserwartung in Mitteleuropa deutlich sinken. Wir würden unsere Kinder wieder dem evolutionsbiologischen Prinzip des *survival of the fittest* aussetzen. Und viele würden das nicht überleben. Vor allem geschwächte, kranke oder vernachlässigte Kinder wären betroffen.

Impfzurückhaltung ist in Mitteleuropa auch ein soziales Phänomen. Dort, wo Bildung und Einkommen besonders hoch sind, dort, wo es viele Ärzte und Heilpraktiker gibt, sind die Durchimpfungsraten am geringsten. In Deutschland gilt dies vor allem für städtische Viertel mit hohem Akademikeranteil (ja, klischeegerecht zum Beispiel für den Berliner Stadtteil Prenzlauer Berg) und für wirtschaftlich starke Landkreise in Bayern oder Baden-Württemberg. Eigentlich sollen Kinder vor Vollendung des zweiten Lebensjahres zwei Masern-impfungen erhalten. In Deutschland insgesamt sind immerhin knapp drei Viertel der Zweijährigen zweimal geimpft. In Landshut oder im Kreis Bad Tölz-Wolfratshausen ist es aber gerade mal die Hälfte, im Main-Tauber-Kreis sind es sogar nur gut 40 Prozent. Das kann man sich sehr schön auf *vacmap.de* ansehen, einer Landkarte, auf der die regionalen Impfquoten in unterschiedlichen Farbschattierungen verzeichnet sind.

Absurderweise gefährden gerade die gebildeten und wohlhabenden Menschen, die sich für gut informiert halten, auch die Gesundheit derer, die weniger Zugang zu Information und medizinischer Betreuung haben. Die Impfzurückhaltung der Reichen trifft die Armen. Die Impfgegnerschaft einer vermeintlichen Informationselite trifft die, die vielleicht aus sozialen Gründen seltener oder später zum Arzt gehen und deren Kinder bei Komplikationen möglicherweise nicht sofort die beste Versorgung bekommen. Die Starken haben die Ärzte, die Schwachen haben Pech.

Skepsis gegenüber Impfungen speist sich auch aus Kritik und Zweifel an der Schulmedizin. Medizin steht heute in unseren hoch entwickelten Industriegesellschaften vielfach in dem Ruf, eine kalte, Natur und Menschen missachtende Apparate- und Pharmamedizin zu sein. Eine solch pauschale Beschreibung übersieht, dass Zehntausende von Ärztinnen, Ärzten, Pflegern und Pflegerinnen sehr wohl den Menschen sehen, sich einfühlen und sorgfältig nach der individuell richtigen Behandlungs- und Betreuungslösung suchen.

Aber Krankenhäuser sind nicht *immer* ein Ausbund menschlicher Aufmerksamkeit, nicht *immer* sehen Ärzte zuerst den Menschen und dann das Rezeptformular, und nicht *jedes* Medikament, das vertrieben und verschrieben wird, ist gleichermaßen wirksam. Es ist richtig, Therapien und Abläufe in Praxen und Kliniken kritisch zu betrachten. Es ist berechtigt, dass niedergelassene Ärztinnen und Ärzte darüber klagen, dass sie zu wenig Zeit für den einzelnen Patienten haben. Es ist hart für Krankenschwestern, Pfleger, Ärztinnen und Ärzte, viele Nachtschichten schieben zu müssen – und nicht immer ist das ideal für die Patientinnen und Patienten.

Aber es ist falsch, *die* Schulmedizin für manche systematischen oder individuellen Schwächen rundheraus abzulehnen oder zu verdammen. Und es ist nicht *die* Schulmedizin, die dafür verantwortlich ist, dass ein Patient nicht geheilt oder gerettet werden kann. Manchmal ist jemand so krank oder so schwer verletzt, dass die zur Verfügung stehenden medizinischen Mittel unter den gegebenen Umständen einfach nicht ausreichen.

Die Schulmedizin hat viele Menschenleben gerettet, sie hat die Lebenserwartung in unseren Breiten erheblich gesteigert. Sie hat die Lebensqualität von Kranken und Alten stark verbessert. Interessant ist in diesem Zusammenhang die Gegenprobe, die jeder selbst durchführen kann: Wie kritisch ist mein Verhältnis zur Schulmedizin, wenn meine Gesundheit und mein Leben oder das meines Kindes durch eine Krankheit konkret bedroht sind? Im Zweifelsfall ist die Antwort: Ich kann gar nicht genug Schulmedizin bekommen, und ich bestehe darauf, dass ich auch in den Genuss der neuesten und allerneuesten Errungenschaften komme.

Und da sind wir wieder beim Thema: Impfen ist eine verlockende Gelegenheit, einem diffusen Unbehagen gegen »die

Schulmedizin« oder »das Gesundheitssystem« nachzugeben und den medizinischen Eingriff dieses Systems zu verweigern. Und das ist vor allem deswegen so verlockend, weil man selbst oder die eigenen Kinder zum Zeitpunkt, zu dem eine Impfung fällig wäre, gesund sind. Dieser Verlockung nachzugeben ist in der Konsequenz doppelt doof. Einerseits verpasst man den Schutz vor der Krankheit, andererseits liefert man sich der Schulmedizin noch mehr aus, wenn man – wegen einer fehlenden Impfung – an Masern oder Diphtherie erkrankt und erst recht einen Arzt oder eine Krankenhausbehandlung braucht.

Was immer es an Vorbehalten gegen die Schulmedizin geben mag – bei Impfungen ist man mit diesen Zweifeln an der falschen Adresse. Denn all die Fragen nach Apparatemedizin, wirkungsarmen Medikamenten, fragwürdigen Studien, mangelnder individueller Ansprache stellen sich hier nicht. Impfen ist so gut begründet wie nur wenige Maßnahmen in der Medizin, es ist nachweislich wirksam, sorgfältig überwacht und voll etabliert. Das gilt auf jeden Fall für die jahrzehntelang eingesetzten Impfstoffe, die Kinder in ihren ersten Lebensjahren bekommen. Um es noch mal zu sagen: Sie sind der verlässlichste Weg, die eigenen Kinder aus dem sehr natürlichen und zugleich lebensgefährlichen Prinzip des *survival of the fittest* zu befreien.

Es gibt beim Menschen einen Hang dazu, Einzelfälle, von denen er gehört hat, vor einer Entscheidung höher zu bewerten als die Statistik. Wissenschaftler sprechen von *anecdote over data* – das persönlich Gehörte ist stärker als die rationale Evidenz.

Wahrscheinlich hat die Evolution dieses Bewertungsmuster irgendwann bei uns eingebaut. Das war aber in der Zeit vor Erfindung der systematischen Datenerhebung. Das Prinzip, auf eine mündlich übermittelte Einzelinformation zu vertrauen, ist durchaus nachvollziehbar. Jedenfalls solange es um Dinge geht wie: »Geht nicht durch den Wald, da gibt es viele hungrige Wölfe!« Oder: »Trink nicht aus dieser Quelle, von dem Wasser bekommst du Bauchschmerzen.« Was für den einen Wald und die eine Quelle richtig sein mag, stimmt deshalb aber noch lange nicht für sämtliche Wälder und Quellen.

Der schärfste Feind eines diffusen Unbehagens oder einer beunruhigenden Anekdote ist die evidenzbasierte Medizin. In unserem Fall bedeutet Evidenz: Die Wirksamkeit, Zuverlässigkeit und Gefährlichkeit von Impfstoffen wird statistisch genau untersucht. Impfgegner behaupten häufig, die Wirksamkeit von Impfungen sei nicht bewiesen. Das Gegenteil ist der Fall. Man beobachtet nämlich sehr genau, was sich ändert, wenn ein neuer Impfstoff eingesetzt wird. Auch nach der Zulassung eines Impfstoffes wird so genau wie möglich erfasst, wie viele Krankheitsfälle und wie viele mögliche Nebenwirkungen auftreten. Impfstoffe gehören zu den bestüberwachten Medikamenten überhaupt. Es ist eine Legende, dass sich niemand für ihre Gefahren interessiert. Die Analyse der Gefahren ist schon aus haftungs- und versorgungsrechtlicher Perspektive wichtig. Wir sehen das im siebten Kapitel daran, wie Impfschäden in Deutschland behandelt werden.

Die Wirksamkeit einer Impfung wird festgestellt, wenn in der Gruppe der Geimpften eine Krankheit deutlich erkennbar seltener auftritt. Dann ist es *evident* – offenkundig, unmittelbar einleuchtend –, dass der Impfstoff wirksam ist. Es ist beispielsweise evident, dass die Impfung gegen die Kinderlähmung Polio wirksam ist, weil die Zahl der Poliofälle nach Einführung der Impfungen drastisch zurückgegangen ist.

Genauso betrachtet man die Risiken einer Impfung. In vielen Studien und in Studien über Studien (sogenannten Metastudien) wurde und wird untersucht, ob zum Beispiel Allergien, Autismus oder Multiple Sklerose bei Geimpften häufiger auftreten als bei Ungeimpften. Das Robert Koch-Institut und seine Schwestern in anderen Ländern werten diese Untersuchungen sehr genau aus oder geben sie in Zweifelsfällen selbst in Auftrag. Die TOKEN-Studie, in der über 250 ungeklärte, plötzliche und unerwartete Kindstode untersucht wurden, ist ein Beispiel dafür. Und sie fand keine Hinweise auf irgendwelche Zusammenhänge mit Impfungen.

Die Ergebnisse solcher Untersuchungen gehen in die Entscheidungen der Impfkommissionen ein. Die Studien werden in den Veröffentlichungen der Institute und der Impfkommissionen wiedergegeben und bewertet. Sie sind Grundlage der Empfehlungen. Jeder kann das nachlesen. Und sie können Anlass sein, einen Impfstoff wegen mangelnder Wirksamkeit oder einer zu hohen Zahl von Nebenwirkungen nicht zuzulassen, eine Zulassung zu widerrufen, eine Empfehlung auszusprechen oder eine Empfehlung zu revidieren. Ein Impfstoff wird nur zugelassen und er behält auch seine Zulassung nur, wenn sein Nutzen seine Risiken deutlich übersteigt.

Wegen dieser Studien gibt es Antworten auf die oben angesprochenen Fragen. Nein, es gibt keinen erkennbaren Zusammenhang zwischen Impfungen und der Zunahme von Neurodermitis. Das Gleiche gilt für Impfungen und Allergien. Das zeigen groß angelegte Studien und Metastudien, in denen weltweit Untersuchungen zum gleichen Thema ausgewertet und zusammengefasst werden. In der DDR herrschte – anders als in der Bundesrepublik Deutschland – eine gesetzliche Impfpflicht, die auch durchgesetzt wurde. Aber Allergien waren im Osten seltener als im Westen. Die Zahl der Allergien ist in Ostdeutschland seit der Wiedervereinigung angestiegen, während die Impfraten gesunken sind. Und für das atopische Ekzem, die Neurodermitis, gilt: Kinder, die darunter leiden, sollten unbedingt gegen Windpocken geimpft werden, weil die Kombination aus Neurodermitis und juckenden Windpocken für Kinder einfach unerträglich ist und sie der Gefahr schwerer Hautinfektionen aussetzt.

Nein, die Zahl plötzlicher Kindstode stieg – anders als zwischenzeitlich behauptet wurde – mit der Einführung der Keuchhustenimpfung keineswegs an. Sie ging *zurück*! Man muss annehmen, dass unter den Babys, die unbemerkt aufhörten zu atmen, Kinder waren, die schon unbemerkt an Keuchhusten litten.

Nein, es gibt keinen erkennbaren Zusammenhang zwischen Multipler Sklerose und Impfungen (wir vertiefen das ebenfalls im siebten Kapitel). Und über Autismus weiß man heute, dass die Prozesse, die diese Entwicklungsstörung hervorrufen, genetisch bedingt sind und bereits im Mutterleib beginnen – lange bevor ein Kind erstmals mit einem Impfstoff in Berührung kommt. Dazu noch sehr viel mehr im nächsten Kapitel.

Ja, die Zahl der Maserntoten ist schon zurückgegangen, ehe gegen die Krankheit geimpft wurde. Das begann in den Fünfzigerjahren, Impfungen waren erst ab Ende der Sechzigerjahre möglich. Aber das lag vor allem daran, dass Komplikationen – oft bakterielle Infektionen, die sich auf die Masern »draufsetzen« und daher Super- oder Suprainfektionen genannt werden – mit Medikamenten besser zu behandeln waren. Erst mit Einführung der Impfungen (und der Impfpflicht in der DDR) sank die Todesrate auf fast null.

Man kann natürlich all diese Informationen anzweifeln. Man kann die befassten Wissenschaftler, die Mitglieder der Impfgremien für befangen halten. Man kann ihnen zu große Nähe zu den Impfstoffherstellern vorwerfen. Man kann daran erinnern, dass schon Mitglieder der STIKO zurücktreten mussten. Man kann behaupten, es gebe in Deutschland, Österreich, der Schweiz und den anderen europäischen Ländern kein »unabhängiges Urteil« über Wirksamkeit und Gefahren von Impfungen. Dazu muss man dann allerdings alle kritischen, vielstimmigen, kontroversen Diskussionen in der Wissenschaft ignorieren.

Es gibt kritische Studien zur Wirksamkeit von Impfungen. Und es gibt Studien, die die vorgelegten Daten überprüfen. Die Autoren von Fachbeiträgen über Impfstoffe müssen heute ihre Verbindungen zur Impfstoffindustrie offenlegen. Hinter jedem Artikel gibt es einen Absatz, in dem mögliche Interessenkonflikte aufgelistet werden. Wissenschaftler mögen es nicht, wenn sie sich auf die Ergebnisse anderer Wissenschaftler nicht verlassen können. Und es gehört zu ihrem Job, anderen Wissenschaftlern Fehler nachzuweisen (manchen macht das sogar besonderen Spaß).

2017 hat der Bundesgerichtshof in Karlsruhe in einem Beschluss unter dem Aktenzeichen XII ZB 157/16 festgestellt, dass die Ständige Impfkommission sehr wohl Nutzen und Risiken von Impfungen anständig beurteilen kann. Eine Mutter, die Impfen für das Ergebnis einer »unheilvollen Lobbyarbeit von Pharmaindustrie und Ärzteschaft« hielt, wollte ihr Kind nicht impfen lassen. Und das wollte sie allein entscheiden – ohne den Vater, der Impfen gut fand. Der von ihr getrennt lebende Mann beantragte daraufhin selbst »die Alleinübertragung der Gesundheitssorge«. Und bekam recht. Und zwar gerade deshalb, weil er sich an den Empfehlungen der STIKO orientierte. Diese Empfehlungen entsprächen dem »medizinischen Standard«, sagten die Richter. Den Wunsch der Mutter, ein unabhängiges Sachverständigengutachten erstellen zu lassen, lehnte der BGH ab. Die Feststellung, dass der Nutzen der Impfungen deren Risiken klar überwiegt, »beruht bereits auf sachverständigen Erkenntnissen der hierfür eingesetzten Expertenkommission«, heißt es in dem höchstrichterlichen Urteil. Mit anderen Worten: Die STIKO *ist* das unabhängige Gremium, das die Sache beurteilen kann.

Richter sind nicht unfehlbar. Auch oberste Bundesrichter nicht. Aber sie lassen sich ungern bei parteiischen Urteilen erwischen. Oder dabei, Fakten nicht ausreichend gewürdigt zu haben.

Die STIKO arbeitet seit 2008 nach einer Geschäftsordnung, die verhindern soll, dass persönliche Auffassungen, Interessenkonflikte oder Lobbyisten der Impfstoffhersteller Einfluss auf die Entscheidungen der Kommission nehmen können. Die STIKO trifft sich dreimal im Jahr – im März, im Juni und im November. Jedes der 18 Mitglieder muss vor jeder Sitzung aufs Neue einen 19-seitigen Fragebogen ausfüllen, um alle denkbaren Verbindungen zu Pharmakonzernen offenzulegen.

Und wenn Zweifel an der Unvoreingenommenheit in einer Einzelentscheidung bestehen, darf das betreffende Mitglied an der Beratung nicht teilnehmen. Das gilt für Mitglieder, die »durch einen Beschluss der Kommission einen wirtschaftlichen Vorteil oder Nachteil erlangen« können. Das gilt für Mitglieder, die mit jemandem verwandt sind, der von einer STIKO-Empfehlung profitieren könnte. Das gilt für jeden, der für ein Impfstoffunternehmen gearbeitet hat, der Gutachten im Auftrag eines solchen Unternehmens erstellt oder dort auch nur einen bezahlten Vortrag gehalten hat. Jeder kann sich auf der Internetseite des Robert Koch-Instituts für jedes der einzelnen Mitglieder genau angucken, ob Verbindungen zu Pharmaunternehmen existieren und wie diese gegebenenfalls aussehen.

Wir zitieren die Geschäftsordnung hier mal wörtlich: »Ein Mitglied, bei dem ein sonstiger Grund vorliegt, der geeignet ist, Misstrauen gegen eine unparteiische Amtsausübung zu rechtfertigen (Besorgnis der Befangenheit), darf insoweit nicht an der Beratung und Beschlussfassung der Kommission mitwirken.« Wenn jemand die Sitzung zu einem Tagesordnungspunkt verlassen muss, wird das im öffentlichen Protokoll vermerkt. Solche Fälle gibt es.

Pharmafirmen verdienen Geld. Auch mit Impfungen. Impfstoffe gehören allerdings nicht zu den sogenannten Blockbustern wie Cholesterinsenker, Gerinnungshemmer oder Arthritismedikamente, die von sehr vielen Patienten über lange Zeiträume eingenommen werden. Man kann dem ganzen Prinzip der profitorientierten Gesundheitswirtschaft kritisch gegenüberstehen. Und man kann sich wünschen, dass möglichst viele Menschen weltweit in den Genuss erschwinglicher Gesundheitsleistungen kommen. Aber die Tatsache, dass Profite gemacht werden, macht Impfungen nicht weniger sinnvoll. Wer trotzdem glaubt, alles sei Lug und Betrug, der ist in das Lager derjenigen gewechselt, die Dinge erst für plausibel halten, wenn eine weltweite Verschwörung dahintersteckt.

Ein Wort zu Verschwörungstheorien (auf die wir auch im nächsten Kapitel noch einmal zurückkommen): Wenn Sie sich jemals an einer Verschwörung beteiligt haben, wissen Sie, worin das Problem besteht – Verschwörungen fliegen zu leicht auf. Das ist nicht nur eine historische Erfahrung, das hat der irische Physiker, Krebsforscher und Wissenschaftserklärer David Robert Grimes sogar vorgerechnet. Je mehr Leute an einer Verschwörung beteiligt sind, desto höher die Wahrscheinlichkeit, dass nicht alle dichthalten. Irgendjemand verquatscht sich. Und je länger eine Verschwörung läuft, desto mehr Gelegenheiten gibt es, sich zu verquatschen. Mal abgesehen davon, dass die Bernsteins und Woodwards dieser Welt (das sind die, die den Watergate-Skandal aufgeklärt haben) immer mehr Zeit haben, mit *Deep Throat* (dem Hauptinformanten) zu sprechen, die Verschwörung aufzudecken und in der *Washington Post* darüber zu berichten.

Denn es ist ja nicht so, dass es keine Verschwörungen gäbe: Weltberühmt sind die Fälle, als ein US-Präsident seine Gegner abhören ließ, als Geheimdienste die eigenen Bürger und befreundete Staaten ausspähten, als Menschen ohne ihr Wissen für medizinische Versuche missbraucht wurden, als Polizisten Beweise fälschten. Nur, all diese Fälle sind irgendwann aufgeflogen. Die Versuche der Vertuschung schlugen früher oder später fehl. David Robert Grimes verwendet diese Beispiele, um anhand der Zahl der Beteiligten und der Dauer bis zur Enthüllung Formeln aufzustellen, mit denen sich die Wahrscheinlichkeit oder Lebensdauer einer Verschwörung kalkulieren lassen.

Nun sagt der Verschwörungstheoretiker, die Tatsache, dass in der Vergangenheit Verschwörungen aufgeflogen sind, bedeutet ja noch lange nicht, dass es aktuell keine gibt. Das stimmt. Aber die Annahme, eine Verschwörung könnte so groß sein, dass buchstäblich *alle* daran mitwirken, führt sich selbst ad absurdum. Doch genau das behaupten die härtesten Impfgegner: Praktisch alle Regierungen der Welt – wenigstens die der westlichen Industrieländer plus Russland, Indien, China – und die WHO wirken zusammen mit den Impfstoffherstellern, den Überwachungsämtern, den Universitäten und Forschungsinstituten sowie den Medien an einer großen Verschwörung mit und vertuschen wahlweise die Wirkungslosigkeit oder die Gefährlichkeit von Impfungen. Alle halten dicht. Zehntausende, wahrscheinlich Hunderttausende von Menschen! Und das nicht nur seit Jahrzehnten, sondern seit Jahrhunderten!

Wenn das nächste Mal jemand behauptet, die Wahrheit über Impfungen werde geheim gehalten, dann lachen Sie laut. Oder besser: Erinnern Sie ihn daran, dass es oft nicht mal gelingt, klitzekleine Ausreden in der eigenen Familie aufrechtzuerhalten. Irgendwann erzählt einer von dem schönen Wochenende an der Ostsee. Und Tante Marianne, deren Geburtstag man geschwänzt hat, sagt mit gespieltem Erstaunen: »Ach! Und mir habt ihr erzählt, die ganze Familie liegt mit Grippe im Bett!«

So, jetzt haben wir bereits sehr vieles abgearbeitet: Kinderangst und Elternsorge, Nebenwirkungen und falsche Warnungen, Persönlichkeitsentwicklung und Überforderung des Immunsystems, Ignoranz und Zögerlichkeit, Trittbrettfahrerei und soziale Verantwortung, Schulmedizin und die Unabhängigkeit von Wissenschaft und Justiz. Wir haben uns mit Allergien, Autismus, Multipler Sklerose und leider auch mit dem plötzlichen Kindstod beschäftigt. Und alles, was wir gehört haben, spricht für das Impfen.

Es kann sein, dass trotzdem eine Unsicherheit bleibt. Ein Unbehagen. Die Antwort darauf ist: Das wird man vielleicht auch nicht vollständig los. Es kostet wirklich Überwindung, das eigene, wunderbare, hübsche und unberührte Baby mit einer Nadel stechen zu lassen. Das gilt übrigens für Mütter wie für Väter – auch für solche, die einen Dr. med. vorm Namen tragen. Und es lässt sich nicht ändern: Es besteht eine geringe Wahrscheinlichkeit, dass man selbst oder das eigene Kind eine Impfung schlecht verträgt. Aber diese Effekte, von denen wir hier sprechen, sind in der Regel vorübergehend und harmlos. Auf die Gefahr hin, dass wir uns wiederholen: Dieses sehr kleine Risiko einzugehen ist vernünftig. Das Risiko, dass es bei einer Erkrankung zu ernsten Folgen kommt, ist viel gravierender.

Zweites Kapitel,

in dem wir der sogenannten Impflüge auf den Grund gehen und Menschen begegnen, die glauben, von einer Pockenimpfung bekomme man die Grippe. In dem wir außerdem auf Internetseiten, Bücher und Filme stoßen, in denen es von Fake News, Urban Legends, Voodoo und Impflügen-Lügen nur so wimmelt und eine der größten Errungenschaften der modernen Medizin als gigantische Weltverschwörung dargestellt wird.

Wer glaubt, der Streit ums Impfen sei eine neumodische Erscheinung, der sollte sich angucken, was vor 300 Jahren los war. Damals flogen sogar Bomben. Cotton Mather, ein puritanischer Geistlicher, hatte sich Ende des 17. Jahrhunderts nicht gerade als Vertreter der Aufklärung und der Moderne gezeigt. Er war treibende Kraft bei Hexenprozessen. Als aber 1721 in seiner Heimatstadt Boston die Pocken wüteten, warb er für die frühe Form der Pockenschutzimpfung, das Inoculieren. In der Bevölkerung der Stadt »erhob sich dagegen ein schreckliches Geschrei«, wie Mather berichtete.

Man warf ihm vor, er sorge mit seinen Impfungen für die Verbreitung der oft tödlichen Seuche. Außerdem mache er sich »negerhaften Denkens« schuldig, weil das Wissen um die Inoculierung von Mathers Sklaven Onesimus stammte. Der war bereits in Afrika gegen Pocken geimpft worden. Schließlich flog eine Bombe durch Mathers Fenster, versehen mit einer Botschaft: »Cotton Mather, verdammt seist Du, Du Hund; ich inoculiere Dich hiermit, mit einer Pocke für Dich.« Mather überlebte, und die militante Impfgegnerschaft war geboren.

Wer sich heute die (verbalen) Auseinandersetzungen ums Impfen in den einschlägigen Foren ansieht, muss feststellen: So viel hat sich seit damals nicht geändert. Es geht immer noch so herzlich-engagiert zu wie vor 300 Jahren. Und das gilt für beide Seiten. Auch viele Impfbefürworter haben rhetorisch ganz schön aufgerüstet – es herrscht bisweilen ein Ton, der es nicht einfacher macht, dem Thema mit Gelassenheit zu begegnen.

Seit Cotton Mathers Zeiten ranken sich um die Impffrage die tollsten Verschwörungstheorien. Eine Schutzheilige der Impfgegner ist Eleanor McBean. Sie hat ein Buch veröffentlicht, das bis heute von Impfgegnern rauf und runter zitiert wird: *Swine Flu Expose* – »Die Schweinegrippe entlarven«. Darin präsentiert McBean die These, dass sie als Jugendliche mit ihrer Familie in den Jahren 1918 bis 1921 die Spanische Grippe überlebte, weil niemand aus ihrer Familie geimpft war. Und vor allem: dass Menschen an der Spanischen Grippe starben, nur *weil* sie geimpft waren. Es geht dabei allerdings nicht – wie man vielleicht denken könnte – um Grippeschutzimpfungen, die gab es damals noch gar nicht, sondern um Immunisierungen gegen Pocken, Diphtherie oder Typhus. »Soweit ich herausfinden konnte«, schreibt McBean, »traf die Grippe nur die Geimpften. Diejenigen, die die Impfungen verweigert hatten, kamen davon. Meine Familie hatte alle Impfungen verweigert – deswegen blieben wir die ganze Zeit gesund.« Im Kern geht es McBean darum, dass die Spanische

Grippe, an der weltweit zwischen 25 und 100 Millionen Menschen starben, in Wirklichkeit gar keine Grippe war, sondern eine Folge der Vergiftung mit Impfstoffen.

McBean gilt unter Impfgegnern auch heute noch als seriöse Quelle, als Augen- oder Zeitzeugin. Und sie wird immer dann als Kronzeugin aufgerufen, wenn es darum geht, das Impfen zu verunglimpfen und Warnungen vor einer globalen Grippeepidemie verächtlich zu machen. Man kann die gute Eleanor aber nur ernst nehmen, wenn man alle seriösen Untersuchungen der damaligen Grippepandemie ignoriert. Das Virus ist identifiziert und isoliert, sein Genom ist sequenziert. Die Ausbreitung um die ganze Welt ist rekonstruiert.

Vor hundert Jahren waren Impfungen aber tatsächlich noch eine ziemlich abenteuerliche Sache – jedenfalls gemessen an unseren heutigen Standards. Und bei den damaligen Impfungen war die Fehler-, Nebenwirkungs- oder Schädigungsrate verhältnismäßig hoch. Trotzdem haben zig Millionen Menschen weltweit *ganz sicher nicht* Grippe bekommen, weil sie gegen Pocken geimpft waren. Das ist einfach kompletter Unsinn.

Man darf den Impfgegnern nicht Unrecht tun. Nicht jeder von ihnen beruft sich auf die Naturheilkundlerin Eleanor McBean, die sich selbst »Elben« nannte. Dann wäre die ganze Sache als Voodoo-Quatsch leicht aus der Welt zu schaffen. Die Herausforderung stellen vielmehr diejenigen dar, deren Thesen nicht auf den allerersten Blick als abwegig zu erkennen sind.

Es gibt tolle Verschwörungstheorien über die Entstehung und Verbreitung von HIV und Aids. Am beliebtesten ist wohl die vom KGB erfundene Behauptung, HIV sei in einem Labor der amerikanischen Armee gezüchtet worden und dann außer Kontrolle geraten. Es wäre erstaunlich, wenn nicht auch die Ansicht Anhänger gefunden hätte, HIV und Aids seien eine Folge von Impfungen.

Die harmloseste Variante: Die Immunschwäche Aids werde unter anderem durch Impfungen ausgelöst, nicht aber durch ein Virus. Das HI-Virus gebe es nämlich gar nicht. Überflüssig zu ergänzen, dass viele Impfgegner die Existenz einer ganzen Reihe von Viren leugnen. Sie alle seien nur »erfunden« worden, um der Pharmaindustrie ein Riesengeschäft zu verschaffen.

Deutlich schärfer ist die Behauptung, der polnisch-amerikanische Immunologe Hilary Koprowski (wir begegnen ihm im vierten Kapitel wieder) habe zwischen 1957 und 1960 Hunderttausende Menschen in Belgisch-Kongo vorsätzlich mit HIV infiziert. Der Vorwurf erschien erstmals 1995 im Pop- und Rockmagazin *Rolling Stone*. Lassen wir mal den Vorsatz beiseite – die Möglichkeit, verunreinigte Polioimpfstoffe könnten für die Verbreitung eines damals noch unbekannten Virus gesorgt haben, wurde durchaus ernst genommen. Proben des damals verwendeten Impfstoffes wurden deshalb auf Spuren von Affen-DNA, HIV und SIV (das ist die Affenvariante von HIV) untersucht. Nichts wurde gefunden. 2001 wurde die Theorie der HIV-Verbreitung durch Polioimpfungen in einer ganzen Reihe von Veröffentlichungen von verschiedenen Arbeitsgruppen in der Zeitschrift *Nature* verworfen. Die Polio-Schluckimpfung-Aids-Hypothese gilt als widerlegt.

Man kann heute »molekulare Stammesgeschichte« erforschen, indem man die Veränderung des Erbmaterials zurückverfolgt. So lässt sich der Ursprung des HI-Virus zumindest eingrenzen. Als wahrscheinlich gilt heute, dass SIV, das Affen-Virus, bereits in den Zwanzigerjahren auf den Menschen übergesprungen ist und sich dort zu HIV weiterentwickelt hat. Vermutlich wurde SIV auf den Menschen übertragen, weil Menschen Affen gegessen haben. Dann hat sich das Virus von Léopoldville (heute: Kinshasa) aus durch Sex und die Eisenbahn schnell weiterverbreitet. Es kann sein, dass auch Impfungen mit verunreinigten Spritzen an der Verbreitung beteiligt waren – aber Impfungen sind ganz klar *nicht* die Ursache für HIV/Aids.

Jahrzehntelang dümpelt der Impfstreit vor sich hin. Die Elbens dieser (oder einer anderen) Welt spielen keine große Rolle. Der *Rolling Stone* zieht sein Aids-Märchen wieder zurück. Es gibt Impfgegner in Hippiekommunen, in anthroposophischen Gemeinschaften und auch woanders. Aber Impfgegnerschaft ist eine Randerscheinung.

Dann kommt Andrew Wakefield.

Wakefield ist Mediziner. Er veröffentlicht 1998 gemeinsam mit anderen Wissenschaftlern eine Studie, die nahelegt, dass Autismus eine Folge der Dreifach-Impfungen gegen Masern, Mumps und Röteln (MMR) ist. Die Arbeit erscheint in der wissenschaftlichen Zeitschrift *The Lancet* – eines der angesehensten medizinischen Journale der Welt. Er gibt außerdem eine viel beachtete Pressekonferenz. Sein Erfolg ist durchschlagend.

In Großbritannien – Wakefield stammt aus Eton – brechen die Impfraten in den folgenden Jahren massiv ein. In den Neunzigerjahren werden im Vereinigten Königreich gut

90 Prozent der Kinder eines jeden Jahrgangs gegen Masern, Mumps und Röteln geimpft. Mitte des ersten Jahrzehnts des 21. Jahrhunderts sind es noch knapp 80 Prozent. Viele Eltern sind beunruhigt. Und das ist angesichts der Wakefieldschen Ergebnisse nicht erstaunlich. Das Problem ist jedoch nicht die Schädlichkeit der Impfungen. Wakefields Ergebnisse stehen nicht nur auf wackeligen Füßen, weil die Zahl der Fälle, die er untersucht hat, sehr klein ist, weil das Design der Studie wissenschaftlichen Standards nicht standhält und weil seine Schlüsse rein spekulativ sind. Das Problem ist, dass Wakefield betrogen hat. Wakefield hat seine Daten manipuliert. Und er hat mit Rechtsanwälten zusammengearbeitet, die Schadenersatzansprüche gegen Impfstoffhersteller durchsetzen wollten.

Wakefields Co-Autoren ziehen ihre Namen zurück. *The Lancet* zieht den ganzen Artikel zurück. Das allerdings passiert erst zwölf lange Jahre nach Veröffentlichung, weil erst dann unbestreitbar klar ist, dass Wakefield betrogen hat. Ihm wird die Approbation entzogen. Alle epidemiologischen Daten widersprechen seinen Behauptungen. Keines seiner Ergebnisse lässt sich in anderen Studien wiederholen. Die Masern waren in Großbritannien so gut wie ausgerottet – aber in den Jahren nach dem Einbruch der Impfraten steigen die Krankheitsfälle stark an.

Und Wakefield? Zieht nach Austin, Texas, beklagt, eine Verschwörung der Gesundheitsbehörden und Pharmaunternehmen habe ihn um seinen guten Ruf, seinen Job und seine Heimat gebracht. Den *Sunday Times*-Reporter Brian Deer, der Wakefields Betrug zu wesentlichen Teilen aufgeklärt hat, nennt er einen Auftragskiller (»hit man«).

Wakefield macht weiter. Er ist sowas wie ein Rockstar der Anti-Vaxx-Bewegung, tourt um die ganze Welt, ermutigt Impfgegner in Berlin, hält Vorträge, verkauft Bücher und datet Elle MacPherson. Gelegentlich tritt er im Fernsehen auf und erklärt sehr verbindlich, wohlerzogen und gelassen, dass er glaubt, Impfungen verursachen Autismus.

Es ist nicht erstaunlich, dass das Menschen zur Verzweiflung bringt. Peter J. Hotez ist Impfstoffforscher, Kinderarzt und Vater einer erwachsenen Tochter, die an Autismus leidet. Er hat ein sehr interessantes und gut lesbares Buch darüber geschrieben, dass Impfungen nicht Ursache der Erkrankung seiner Tochter sind. *Vaccines Did Not Cause Rachel's Autism* ist der Titel. Hotez schildert darin das Leben seiner Familie mit einem autistischen Kind und referiert den aktuellen Stand der Forschung: Autismus hat genetische Ursachen. Die Veränderungen im Gehirn eines betroffenen Menschen beginnen schon vor der Geburt – also lange vor der ersten Impfung.

Allerdings fällt der Zeitpunkt einer Autismusdiagnose oft mit der MMR-Impfung zusammen. Denn in den meisten Fällen registrieren Eltern im zweiten Lebensjahr ihrer Kinder die ersten Anzeichen für Autismus. Und im zweiten Lebensjahr bekommen Kinder auch ihre MMR-, heute oft MMRV-Impfungen (Masern, Mumps, Röteln und Windpocken). Deswegen ist es scheinbar naheliegend, dass das eine etwas mit dem anderen zu tun hat. Nur, ein kausaler Zusammenhang besteht nicht. »Für die Impfstoff-Autismus-Verbindung gibt es keine wissenschaftliche Basis«, sagt Hotez. Die Unterstellung der Anti-Vaxxer, Impfstoffe seien Auslöser einer Autismus-Epidemie, bezeichnet er daher als »widerlich«.

Peter Hotez ist ein freundlicher, kleiner Herr Anfang sechzig mit Fliege und Nickelbrille, der sehr schnell antwortet, wenn man ihm eine Mail schreibt. Er hat nach eigenen Worten sein Leben der Entwicklung von Impfstoffen gegen die sogenannten »vernachlässigten tropischen Krankheiten« gewidmet (wir begegnen ihm daher im fünften Kapitel wieder). Er forscht dazu im Texas Children's Hospital in Houston. Er ist wirklich überzeugt vom Segen der Impfungen. Er kann davon schwärmen, welches »Wunder« geschah, als beispielsweise die Infektionen mit *Haemophilus influenzae* Typ b (»Hib«) verschwanden – eine Hauptursache für Hirnhautentzündungen, die noch in den Achtzigerjahren in den USA und Europa zu vielen Todesfällen führten. Hotez verbringt heute ziemlich viel Zeit damit, Impfgegnern auf allen Kanälen zu widersprechen. Er ist überzeugt, die Institutionen der Public Health hätten viel früher anfangen sollen, der Anti-Vaxx-Bewegung entgegenzutreten. In der *New York Times* schreibt er, er befürchte, dass die Gesundheit in den Vereinigten Staaten »bald bedroht sein wird, weil wir gegen die Pseudowissenschaft und die falschen Verschwörungsvorwürfe dieser Bewegung nicht aufgestanden sind«.

Tatsächlich gab es eine ganze Reihe Masernausbrüche in den USA, während wir an diesem Buch gearbeitet haben.

Die neue Anti-Impf-Bewegung begann mit Wakefields Artikel und Pressekonferenz. Sie startete in Großbritannien und breitete sich von dort in die USA aus. Sie tummelt sich in den sozialen Medien. Sie ist gut organisiert, gut finanziert und viel mächtiger als in Europa. Aber vieles von dem, was man in den vergangenen Jahren in den USA beobachten konnte, ist inzwischen auch in Europa zu finden.

In Deutschland, Österreich, der Schweiz ist keine der Parlamentsparteien erkennbar impfgegnerisch. Die österreichischen Grünen räumen den Skeptikern aber schon recht viel Platz ein. Sie fordern Einzel- statt Mehrfachimpfungen, Programme, die den Impfnutzen dokumentieren sollen, »unabhängige Langzeitstudien« über Impfnebenwirkungen und Impfschäden (dahinter steckt natürlich die falsche Behauptung, solche Studien gebe es nicht). Die Spitze von Bündnis 90/Die Grünen in Deutschland hat sich hingegen angesichts einer Masernepidemie in Berlin 2015 klar für Impfungen ausgesprochen.

In Italien aber gibt es unter linken und rechten Populisten relativ starke Impfgegner-Fraktionen, die sich auch gegen die dort bestehende Impfpflicht einsetzen. 2018, im Wahlkampf, erklärte Matteo Salvini, der Vorsitzende der Lega Nord und spätere italienische Innenminister, »zehn der vorgeschriebenen Impfungen sind nutzlos und in vielen Fällen gefährlich, wenn nicht schädlich«.

Auch in den USA findet die Auseinandersetzung mitten in der Politik statt. Donald Trump hat mit der Autismusbehauptung Wahlkampf gemacht. In vielen seiner brüllenden Tweets greift er das Thema auf. Immer schreibt er AUTISMUS in Großbuchstaben. Im März 2014, gut anderthalb Jahre vor seiner Wahl zum US-Präsidenten, twittert er: »Wenn ich Präsident wäre, würde ich mich für saubere Impfungen einsetzen, würde aber einmalige gewaltige Injektionen nicht erlauben, die ein Kind nicht vertragen kann – AUTISMUS.«[1] Kurz

---
[1] »If I were President I would push for proper vaccinations but would not allow one time massive shots that a small child cannot take – AUTISM.« (27. März 2014)

darauf: »Gesundes junges Kind geht zum Doktor, wird mit gewaltigen Injektionen mit vielen Impfstoffen vollgepumpt, fühlt sich nicht gut, verändert sich – AUTISMUS. Viele solcher Fälle!«[2]

Trump verspricht die Einsetzung einer Kommission zur Untersuchung der Impfstoffsicherheit. Und er verspricht Robert F. Kennedy jr., Sohn von Bobby, Neffe von John F. und einer der prominentesten Impfgegner, den Vorsitz dieser Kommission. Wenige Monate vor seiner Wahl hatte sich Trump mit bekannten Impfgegnern getroffen, nicht nur mit Kennedy. Es ist vielleicht wenig überraschend, dass auch ein britischer Mediziner dabei war: Andrew Wakefield. Der zeigte sich anschließend davon angetan, wie gut Trump bereits über das Autismusthema im Bilde gewesen sei. Wakefield war auch Gast auf einem der Bälle zu Trumps Amtseinführung.

Aber Trumps Elan in der Impffrage ging im Weißen Haus irgendwie verloren. Robert F. Kennedy jr. zeigte sich verärgert, dass er auch auf wiederholte Nachfragen bei den Trump-Leuten keine Reaktion mehr erhielt. Inzwischen sagt er, Trump sei »auf der Seite der Industrie und gegen die Wissenschaft«. Wobei »Wissenschaft« in Kennedys Sinn bedeutet: die abwegige Meinung Einzelner, die durch zahlreiche Studien klar widerlegt ist.

Es gibt einen, der sich zugutehält, Trump auf den Pfad der Vernunft zurückgebracht zu haben: Bill Gates. Im März nach Trumps Amtseinführung ist Gates im Weißen Haus zu Gast,

---

[2] »Healthy young child goes to doctor, gets pumped with massive shot of many vaccines, doesn't feel good and changes – AUTISM. Many such cases!« (28. März 2014)

um dort für seine weltweiten Impf- und Gesundheitsprogramme zu werben. Der Milliardär hat über dieses Treffen auf einer internen Microsoft-Veranstaltung berichtet. Man kann einen kurzen Clip dazu im Netz finden. Trump habe ihn, Gates, gefragt, ob Impfstoffe schlecht seien. Und Gates habe geantwortet, Wissenschaft sei eine gute Sache, die Geschichte mit dem Autismus sei »eine Sackgasse«. Eine Kommission? »Mach das nicht!« Trump hat das Thema seitdem öffentlich nicht mehr erwähnt – zur großen Enttäuschung der amerikanischen Impfgegner und zur Erleichterung der amerikanischen Public-Health-Leute.

Wakefield allerdings treibt sein Spiel weiter. Vertreter von Gesundheitsbehörden in Minnesota halten ihn für mitverantwortlich für einen heftigen Masernausbruch in einer somalischen Gemeinde in Minneapolis. Wakefield und andere Anti-Vaxx-Aktivisten hatten die Einwanderer besucht und dort vor Impfungen gewarnt. Offenbar hatten die Mitglieder der Gemeinde den – unzutreffenden – Eindruck gewonnen, dass besonders viele ihrer Kinder von Autismus betroffen waren.

Die weltweite Impfgegner-Bewegung ist längst über Wakefield hinausgewachsen – auch wenn er immer noch eine wichtige Person ist, weil seine betrügerische Studie in der Szene bis heute eine zentrale Bedeutung hat. Aber Kennedy zum Beispiel zieht vor allem gegen das quecksilberhaltige Konservierungsmittel Thiomersal (im Amerikanischen: Thimerosal) zu Felde, das aus seiner Sicht Autismus verursachen könnte.

Thiomersal war früher in einer Reihe von Impfstoffen enthalten. Man findet es heute nur noch in bestimmten Grippeimpfstoffen – in manchen Kosmetikprodukten und in Tätowiertinte. Obwohl es keine epidemiologischen Studien gibt, die einen Zusammenhang zwischen dem Konservierungsmittel und Autismus oder anderen neurologischen Erkrankungen nahelegen, haben die Gesundheitsbehörden in den USA und in Europa bereits Ende der Neunzigerjahre empfohlen, auf Thiomersal zu verzichten. Seitdem gibt es keine Kleinkind-Impfungen mehr, die die Quecksilberverbindung enthalten. Die Europäische Arzneimittel-Agentur (EMA) hat betont, dass dies eine Vorsichtsmaßnahme sei – auch um die Akzeptanz von Impfprogrammen nicht zu gefährden. Im Grunde reagiert die EMA hier auf irrationale Befürchtungen. Das ist ein zweischneidiges Schwert, weil es einerseits den Bedenken impfender Eltern entgegenkommt, andererseits Impfgegnern Gelegenheit gibt zu behaupten, es sei ja wohl doch was dran am Thiomersal-Verdacht. Aber das ist nicht so. Hätte Thiomersal etwas mit Autismus zu tun gehabt, hätte die Zahl neuer Autismusdiagnosen nach der Absetzung des Mittels zurückgehen müssen. Das ist leider nicht der Fall.

Ähnlich ist es mit Aluminium – auch ganz oben auf der Schreckensliste der Impfgegner. Auch hier keinerlei epidemiologische Hinweise darauf, dass Impfungen durch die Zugabe von Aluminiumverbindungen schädigende Wirkung hätten. Die üblicherweise eingesetzten Aluminiumhydroxid oder Aluminiumphosphat verstärken die Immunreaktion auf Totimpfstoffe, die keine lebenden Erreger enthalten. Ohne die Wirkungssteigerung durch diese Adjuvanzien würden die Impfungen beispielsweise gegen Diphtherie, Tetanus und Keuchhusten nicht funktionieren. Und in Lebendimpfstoffen wie MMR und MMRV sind keine Wirkverstärker enthalten.

Es gibt bei den Alu-Verbindungen allerdings manchmal Unverträglichkeiten, beispielsweise allergische Reaktionen (wie gegen alle anderen Arzneimittel auch). Manche Menschen entwickeln an der Einstichstelle auch Granulome in der Haut, kleine Knötchen, die später wieder verschwinden. In sehr seltenen Fällen gibt es entzündliche Reaktionen in den Muskeln, in die ein Impfstoff gespritzt wurde. Und natürlich gibt es auch hier wieder den Verdacht, diese Reaktionen könnten weitere ungewünschte Folgen haben. Französische Wissenschaftler stellten 2001 einen Zusammenhang zwischen solchen Reaktionen im Muskel des »Impfarmes«, chronischer Müdigkeit oder Muskelschwäche her. Aber dafür gibt es seither keine Bestätigung. Das Paul-Ehrlich-Institut (PEI) – für die Prüfung von Impfstoffen zuständig – sagt, dass sich in Deutschland aus der regelmäßigen Auswertung der Verdachtsfälle von Impfkomplikationen »kein Risikosignal« für solche Reaktionen nach aluminiumhaltigen Impfstoffen ergibt.

Aluminium ist giftig, Quecksilber ist es auch. Es kommt allerdings wie immer auf die Dosierung an und natürlich auch auf die Form, in der solche Substanzen verabreicht werden. Zum Vergleich: Wir nehmen Aluminium in deutlich höherer Konzentration über die Nahrung zu uns, als sie in Impfstoffen zu finden ist. Und natürlich gilt auch hier das Prinzip der Abwägung von Risiken. Der Nutzen einer Impfung gegen Diphtherie, Tetanus und Keuchhusten ist viel, viel höher als das Risiko, das möglicherweise vom Aluminium ausgeht. Gerade diese drei gefährlichen, oft tödlichen Krankheiten sind keineswegs ausgestorben, sondern Beispiele dafür, dass ohne Impfungen die Gefahr schnell zurückkehrt.

Die Impfgegner sind deutlich in der Minderheit, gerade in Mitteleuropa. Ihr Einfluss aber wächst. Und die Impflücken, die durch Verweigerung oder auch nur durch Zögern gerissen werden, haben Konsequenzen. Vor allem für den Herdenschutz, der auch Ungeimpfte vor Infektionskrankheiten schützt.

Die Delle, die Wakefields Veröffentlichung in der britischen Impfstatistik verursacht hat, ist erst seit 2012 wieder ausgeglichen. Fast alle britischen Babys werden wieder gegen Masern, Mumps und Röteln geimpft. Aber es laufen Hunderttausende Jugendliche und junge Erwachsene herum, die wegen der Wakefield-Krise nie eine Masernimpfung bekommen haben. Die britischen Behörden haben daher aufwändige »Catch up«-Programme gestartet, um die verpassten Impfungen nachzuholen.

In den USA gibt es eine indirekte Impfpflicht. Es besteht keine gesetzliche Verpflichtung, aber Kinder, die öffentliche Schulen besuchen, müssen geimpft sein. Eine Ausnahme gilt, wenn Kinder aus medizinischen Gründen nicht geimpft werden *können*. Und in 18 Staaten gibt es die Möglichkeit, nichtmedizinische Ausnahmen (NMEs) zu beantragen – aus religiösen oder persönlichen Gründen. Die Zahl dieser NMEs steigt infolge der Anti-Vaxx-Kampagnen deutlich an. Und so gibt es in den USA, in denen die Masern faktisch ausgerottet waren, nun immer wieder lokale Ausbrüche.

2017 haben laut UNICEF 98 Länder einen Anstieg der Masernfälle gemeldet – also jedes zweite Land der Welt. In der EU wurden 2018 rund 13.000 Masernfälle registriert – mehr als zwei Drittel davon endemisch, das heißt nicht von

Reisenden, Einwanderern oder Flüchtlingen importiert, sondern aus dem Land selbst stammend. Mindestens 35 Menschen starben – in Rumänien, Italien, Frankreich und Griechenland. Das geht nicht alles auf das Werk von Impfgegnern zurück, aber die Infektionen treffen vor allem Ungeimpfte.

In der gesamten WHO-Region Europa – sie umfasst 53 Länder einschließlich Israel, Türkei, Usbekistan und Aserbaidschan – haben sich 2018 fast 83.000 Menschen mit Masern angesteckt. 72 Menschen sind daran gestorben, berichtet die Weltgesundheitsorganisation. Am schwersten betroffen war die Ukraine mit über 53.000 Fällen. Das ist sicher auch eine Folge von Bürgerkrieg und Niedergang der staatlichen Ordnung – allerdings glauben angeblich auch 60 Prozent der ukrainischen Medizinstudenten und Medizinstudentinnen, Impfungen verursachten Autismus. Das Beispiel Ukraine zeigt jedenfalls, wie schnell die Menschen gefährdet sind, wenn die Impfprogramme nicht mehr greifen.

Natürlich gibt es auch Anti-Impf-Bewegungen, die nichts mit den Aktivisten von Wakefields Schlag aus Europa oder den USA zu tun haben. In Israel und in jüdischen Vierteln von New York kam es 2018 zu Masernepidemien, weil manche ultraorthodoxen Juden Impfungen ablehnen.

In Japan war die HPV-Impfung bis 2013 sehr erfolgreich, mit der sich junge Frauen vor der Infektion mit einem Virus schützen, das an der Bildung von Gebärmutterhalskrebs beteiligt ist. Dann brechen die Impfraten drastisch ein. Denn es tauchen Videos auf, auf denen Mädchen angeblich in Folge der HPV-Impfung zucken und torkeln. Ein Wissenschaftler behauptet später, er habe nachgewiesen, dass der Impfstoff

Mäusehirne schädigt. Allerdings geben seine Daten das gar nicht her.

Auf den Philippinen sind die Masern-Impfraten deutlich eingebrochen. Zu Beginn des Jahres 2019 gab es Tausende Erkrankungen mit Dutzenden von Todesfällen. Es hatte zuvor Hinweise darauf gegeben, dass ein Impfstoff des Herstellers Sanofi Pasteur gegen das gefürchtete Dengue-Fieber in Einzelfällen zu heftigeren Krankheitsverläufen führen kann. Schnell verbreiteten sich unzutreffende Gerüchte, Kinder könnten an der Dengue-Impfung sterben. Dengue hat mit Masern nichts zu tun, der Dengue-Impfstoff hat nichts mit dem Masernimpfstoff zu tun, aber der Vertrauensverlust in die Dengue-Impfung beschädigte auch das Vertrauen in andere Impfungen – mit tragischen Folgen.

In Indonesien gibt es Imame, die Impfungen verbieten, weil bei der Produktion mancher Impfstoffe »unreine« Stoffe verwendet worden sein können. Ein indonesisches Pharmaunternehmen will nun Impfstoffe entwickeln, die »halal« (erlaubt) sind. Allerdings gibt es auch zahlreiche islamische Geistliche, die den Wert von Impfungen für die Gesundheit der Gläubigen höher bewerten als die religiöse Reinheit der Impfstoffe.

Die Taliban in Afghanistan bekämpfen Impfprogramme westlicher Organisationen gewaltsam, ähnlich der IS in Irak und Syrien. Und in Nigeria wurden oder werden Gerüchte verbreitet, mit den Impfstoffen wolle der Westen die Männer impotent machen und so die muslimische Bevölkerung reduzieren.

Auch in Entwicklungsländern verbreitet sich Anti-Impf-Propaganda über soziale Netzwerke. Nicht nur die regionalen Mythen, sondern auch »unsere« Desinformation über

Autismus oder die angebliche Wirkungslosigkeit von Impfungen wabert um die ganze Welt. Peter Hotez sagt in einem Interview mit dem britischen *Guardian*, die USA und Europa seien sehr gut darin, ihre Kultur zu exportieren. »Nun exportieren wir diesen Müll. Was passiert, wenn die Impfgegner-Bewegung Indien erreicht?«

2019 hat die WHO »Impfzögerlichkeit« zu einer der zehn Bedrohungen der globalen Gesundheit erklärt. Der Widerwille oder die Verweigerung zu impfen gefährde die Bekämpfung von Krankheiten, die durch Impfstoffe verhindert werden könnten. Weltweit sei die Zahl der Maserninfektionen 2018 um 30 Prozent gestiegen. Ein wichtiger Grund dafür sei unter anderem der Verlust von Vertrauen in die Sicherheit von Impfstoffen.

Was viele Wissenschaftler in den Wahnsinn treibt, ist der anti-aufklärerische Impuls, der sich bei Impfgegnern Bahn bricht. Radikale Impfgegnerschaft ist eine Spielart des *denialism* – der Bewegung, sich allen wissenschaftlichen Erkenntnissen zu verweigern, sie infrage zu stellen oder sie als Lüge, Erfindung oder mindestens als Dummheit zu diskreditieren. Peter Hotez sagt, »es gibt einen generellen Anstieg in dem, was ich Anti-Wissenschaft nenne. Und es manifestiert sich auf verschiedene Arten – die Leugnung des Klimawandels oder die Behauptung, Impfungen verursachten Autismus.« Hotez wirft den Anti-Vaxxern »Hass auf ihre Familien und Hass auf ihre Kinder« vor, weil sie sie aktiv der Gefahr von Krankheiten aussetzen, vor denen sie sie leicht schützen könnten.

Wir würden eher sagen, *denialism* ist eine Möglichkeit, sich selbst wahnsinnig toll zu finden. Wer die Erkenntnisse der weltweiten Wissenschaftsgemeinschaft als Fälschung entlarvt – und das ist es, was Impfgegner aus ihrer Sicht tun –, gibt sich selbst ein großartiges Überlegenheitsgefühl. Es ist nicht nur das warme, leuchtende Gefühl des Rechthabens. Es ist der glühende, strahlende Triumph über *alle anderen*! Und das ist wahrscheinlich der Grund dafür, dass auch intelligente Impfgegner trotz erdrückender Beweislast gegen ihre Thesen immer weitermachen.

Leider gibt es auch auf Seiten der Impfbefürworter ziemliche Klugscheißer. Sie greifen in höhnischem Ton die Vertreter der Gegenseite an. Das ist einerseits zu verstehen, weil man mit den Feinden der Aufklärung nicht freundschaftlich umgehen sollte. Andererseits kann der Genuss an Rechthaberei, der manchmal herauszuhören ist, auch genau die abschrecken, die man eigentlich überzeugen möchte. Nämlich die, die verunsichert sind und Aufklärung suchen, nicht Besserwisserei.

Denn es stimmt ja: Nicht alles, was beim Impfen im Körper passiert, ist bereits »vollständig verstanden«, wie die Wissenschaftler sagen. Es bleibt bei Wirkmechanismen und möglichen Nebenwirkungen eine Unsicherheit. Manchmal stoßen wir auf Probleme, die vorher niemand erwartet hat. Aber das ist das Wesen des wissenschaftlichen Fortschritts, und nicht die Unmenschlichkeit eines rücksichtslosen Pharmakapitalismus.

Paul Offit, der den Impfstoff gegen die Rotaviren entwickelt hat, gehört auch zu denen, die voller Inbrunst gegen Impfgegner eintreten. Er sagt, wir wollen auf der einen Seite alle Risiken kennen, die mit Impfstoffen verbunden sind. Und wir setzen auf der anderen Seite darauf, dass der medizinische Fortschritt weitergeht. Diese zwei Positionen seien eigentlich unvereinbar. »Während wir voranschreiten, lernen wir – immer«, sagt Offit. Aber wir seien immer weniger bereit, diesen Prozess, der logischerweise mit Unsicherheiten verbunden ist, zu akzeptieren. »Unglücklicherweise habe ich keine Hoffnung, dass es uns in den nächsten hundert Jahren besser gelingt, die erforderlichen Risiken zu akzeptieren, die damit verbunden sind, dass wir unser Wissen durch Erfahrung erweitern.«

Offit ist pessimistisch. Hotez ist es im Grunde auch. Die WHO schlägt Alarm. Aber es gibt auch Anlass zu Hoffnung: Die *Washington Post* berichtete Anfang 2019 anlässlich eines Masernausbruchs im Bundesstaat Washington, dass sich Teenager über die Impfgegnerschaft ihrer Eltern hinwegsetzen.

Ethan Lindenberger, ein achtzehnjähriger Schüler mit Zahnspange aus Ohio, marschierte am 17. Dezember 2018 ins Gesundheitsamt seiner Heimatstadt Norwalk und ließ sich gegen Hepatitis, Grippe und HPV impfen. Seine Mutter hatte infolge der Wakefield-Veröffentlichungen Impfungen ihrer Kinder abgelehnt. Aber Ethan fing an, selbst zu recherchieren. Und offensichtlich ließ er sich – anders als seine Mutter – von den Anti-Vaxxern nicht überzeugen. »Ich hab's mir angesehen«, sagte Lindenberger der *Washington Post*. Und es sei klar gewesen, dass viel mehr für Impfungen spricht als dagegen.

Drittes Kapitel,

in dem wir Antikörpern, Killerzellen und dem übrigen Wunderwerk des Immunsystems begegnen, das uns täglich das Leben rettet. Und in dem wir erfahren, dass die Immunisierungen durch eine überstandene Krankheit und durchs Impfen nach dem gleichen natürlichen Muster ablaufen.

Man muss nicht alles über das Immunsystem wissen. Das Ganze ist eine zwar faszinierende, aber auch ziemlich komplizierte Angelegenheit. Sie müssen dieses Kapitel nicht unbedingt lesen. Ein Gedanke ist aber vielleicht ganz interessant, und den können Sie im Hinterkopf behalten: Beim Impfen macht man sich die natürliche Lernfähigkeit des körpereigenen Abwehrsystems zunutze. Dem Körper werden (außer bei einer passiven Impfung, siehe auch viertes Kapitel) keine Antikörper (Immunglobulin) zugeführt, sondern man veranlasst bestimmte Blutzellen zur verstärkten Produktion von Antikörpern beziehungsweise Rezeptoren gegen einen Krankheitserreger. Das läuft nach dem gleichen Prinzip wie beim Überstehen einer Krankheit. Diese Antikörper markieren dann gewissermaßen die fremden Zellen, Teilchen oder Substanzen, die bei einer Infektion in den Körper eindringen. Und die markierten Eindringlinge können dann von Zellen des Immunsystems angegriffen werden. Wenn das klappt, kommt die Krankheit gar nicht erst zum Ausbruch.

Stichwort: Krankheit. Bakterien und Viren – und was es da sonst noch gibt an unangenehmen Zeitgenossen – sind nicht dazu da, uns zu ärgern. Pest- und Choleraerreger *wollen* uns nicht töten. Wir sind ihnen vollkommen wurscht. Ihnen ist überhaupt alles wurscht. Es geht ihnen nur um eines, nämlich darum, den großen Sinn ihres winzigen Lebens zu erfüllen: überleben und vermehren. Wir sind nur Wirte, Nahrung, Nährlösung, Substrat oder Vervielfältigungseinrichtung für Keime.

Trotzdem finden sich – oft auch in wissenschaftlichen Texten – immer wieder Formulierungen, die den Eindruck erwecken, Zellen würden auf irgendeine Weise *bewusst* handeln, sich »entscheiden«, etwas »als gefährlich erkennen« oder gar »heimtückisch« vorgehen. Das ist natürlich Quatsch. Hinter der Biochemie der Zellen steckt Evolution – das heißt: Zufall und Selektion –, kein Wille und schon gar kein Bewusstsein. Aber weil es so hübsch anschaulich ist, wird auch dieses Kapitel nicht vollkommen darauf verzichten, Krankheitserreger als fiese kleine Monster zu betrachten und sie auch so zu beschreiben.

Nicht alle Bakterien oder Viren, mit denen wir in Berührung kommen, machen uns krank. Wir haben eine Reihe verhältnismäßig grober Methoden entwickelt, sie uns vom Leib zu halten: Unsere Haut ist eine effektive Barriere, sie bleiben auf Schleimhäuten kleben, werden wieder ausgehustet oder sterben den Säuretod in unserem Magen. Mit vielen leben wir friedlich zusammen. Auf manche sind wir sogar angewiesen, weil sie uns beispielsweise helfen, Nahrungsmittel so zu bearbeiten, dass wir sie über unsere Darmschleimhaut aufnehmen können. Aber auch die Bakterien unserer Darmflora folgen keinem Willen, sie erfüllen keinen Kooperationsvertrag. Sie spulen nur stumpf ihr Programm ab, das über Jahrmillionen entstanden ist, in denen sie und wir uns aneinander angepasst haben. Sie fressen, teilen sich, verlassen unseren Körper wieder und finden – wenn wir uns nach der Toilette die Hände nicht waschen – vielleicht einen weiteren Wirt.

Streng genommen sind sie aber auch gar nicht so richtig in unseren Körper eingedrungen, sie leben zwar im Darm, aber damit gewissermaßen außerhalb. Denn Rachen, Speiseröhre, Magen und Darm sind eigentlich nur eine Art Schlauch, der unseren Körper von oben nach unten durchzieht. Auch dessen Bewohner haben Einfluss auf unser Wohlbefinden und unsere Gesundheit. Ungemütlich wird's aber oft erst, wenn Erreger die Körperhülle überwinden und ins Gewebe und die Körperflüssigkeiten eindringen. Dann beginnt der Abwehrkampf des Immunsystems. Da geht's dann ab wie im Science-Fiction-Film, nur mit dem entscheidenden Unterschied, dass die Aliens aus den Weltraum-Grusel-Schockern schon längst hier sind.

Wie gesagt, die Monster aus der fremden Welt des mikrobiologischen Kroppzeugs kennen nur eins: vermehren und verbreiten. Kein Gewissen, keine Rücksicht, kein Mitgefühl.

Für unser Immunsystem ist die Sache damit klar: Wer reinkommt, wird neutralisiert, ausgeschieden, kaltgemacht. Das ist eigentlich ganz einfach, schließlich patrouillieren ständig Geschwader von Makrophagen, Granulozyten, Lymphozyten, Killerzellen und andere weiße Blutzellen durch unsere Blutbahnen, bereit, sich auf den nächsten Eindringling zu stürzen und ihn zu fressen, zu vergiften, zu verkleben oder aufzulösen. Andere machen Meldung, rufen Verstärkung herbei oder assistieren beim Füsilieren. Wie gesagt, eigentlich ganz einfach. Allerdings müssen die Zellen des Immunsystems dazu Eindringlinge auch identifizieren können. Denn wer den Feind nicht erkennt, kann ihn auch nicht bekämpfen. Warum wird man eigentlich krank? Wieso fühlt man sich so zerschlagen? Vergiften einen die Krankheitserreger? Es gibt tatsächlich Krankheitserreger, die Toxine ausschütten – Keuchhusten, Diphtherie oder Tetanus beispielsweise. Sie schädigen den Körper unmittelbar. Aber meistens sind es die zahlreichen Reaktionen des Immunsystems auf Viren und Bakterien, die eben nicht nur bekämpfende Wirkung gegen diese Eindringlinge haben, sondern in uns selbst das Krankheitsgefühl auslösen. Die Krankheitssymptome sind also zu einem gehörigen Teil eine Art Nebenwirkung der Immunreaktion. Es sind Botenstoffe und Entzündungsmediatoren, Zellattacken und Zerstörungen von Bakterienmembranen, die bei uns Fieber, Schwindel, Muskelschmerz, Hautausschlag und anderes hervorrufen. Gäbe es eine Packungsbeilage zum Immunsystem, sie wäre viele Seiten dick.

Es gibt wirklich sehr viele unterschiedliche Mikroorganismen. In den Körperhöhlen eines gesunden Menschen leben buchstäblich Tausende verschiedener Bakterienarten. Um Missverständnisse zu vermeiden: Es leben dort natürlich Millionen und Milliarden von Bakterien, die gehören aber Tausenden unterschiedlichen Arten an. Bei dem Menschen, der in der U-Bahn neben uns sitzt, sind es ebenso viele, aber zum großen Teil andere Arten. Man kann heute mit gentechnischen Analysemethoden zwar herausfinden, wie viele verschiedene Arten in einer Stuhl- oder Speichelprobe oder in einem Abstrich von einer Schleimhaut enthalten sind. Das heißt aber noch lange nicht, dass wir wissen, wie die Herrschaften heißen oder womit sie sich die Zeit vertreiben. Aktuell sind rund 16.000 verschiedene Bakterienarten beschrieben und benannt. Aber man ist sich sicher, dass die Zahl der Arten, die bisher unbekannt sind, viel, viel, viel höher liegt. Die Schätzungen gehen von zehn Milliarden bis zehn Trillionen aus. Und da sind die Viren noch gar nicht mitgezählt. Man nimmt an, dass allein 200 verschiedene Viren den gewöhnlichen Schnupfen auslösen können.

Wir erwarten aber, dass unser Immunsystem mit dieser mikrobiologischen Vielfalt klarkommt. Die Zellen unseres Immunsystems können die fremden Zellen praktischerweise an den jeweils typischen Molekülstrukturen auf deren Oberflächen erkennen. Dazu muss das Immunsystem aber selbst über hundert Millionen (eine Eins mit acht Nullen!) verschiedener Antikörper und über eine Billion (eine Eins mit zwölf Nullen!!) verschiedener T-Zell-Rezeptoren herstellen, die an diese Oberflächenstrukturen andocken können.

Das ist schon für sich allein betrachtet ein Meisterwerk der Evolution (Wir nähern uns dem biochemischen Gottesbeweis ...). Allerdings kommt ein ziemlich kniffliges Problem hinzu. Ebenso wie jede andere erfolgreiche militärische Organisation muss das Immunsystem wissen, wer eigentlich von draußen kommt und wer schon drin war, wer Feind ist und wer Freund. Denn weiße Blutkörperchen sollten tunlichst keine roten Blutkörperchen verspeisen, Leberzellen attackieren oder Nervenzellen für gefährlich halten. Dann geht die Sache nämlich voll nach hinten los. So etwas passiert leider. Man nennt diese Fälle von *friendly fire*, von Beschuss aus den eigenen Reihen, Autoimmunerkrankungen. Und auch sie können tödlich sein.

Die Immunologen unterscheiden zwischen angeborenem und adaptivem, also anpassungsfähigem Immunsystem. Es gibt aber auch angeborene Abwehrmechanismen, die ohne Lernprozess gegen manche Störenfriede vorgehen können. Beispielsweise kann dieses angeborene Immunsystem einige Strukturen, die bei menschlichen Zellen nicht vorkommen, als fremd erkennen und bekämpfen. Man hat lange angenommen, dass das angeborene Immunsystem mit dem Impfen nicht viel zu tun hat. Inzwischen wird diskutiert, ob das vielleicht Quatsch ist und die Zellen des angeborenen Immunsystems nicht doch auch auf Impfungen reagieren. Es gibt starke Hinweise darauf, dass Impfstoffe sogenannte unspezifische Schutzeffekte haben: Impfungen gegen Tuberkulose oder Masern schützen beispielsweise nicht nur vor diesen Erregern, sondern verringern auch die Wahrscheinlichkeit, an anderen Infektionen zu erkranken. Das wäre sehr schön – und ein weiteres Argument für Impfungen. Aber die Forschung steht noch ziemlich am Anfang, und deshalb beschäftigen wir uns hier im Weiteren mit dem adaptiven, das heißt anpassungsfähigen Immunsystem.

Viele Organismen fallen nicht automatisch als Eindringlinge auf. Sie haben auf ihrem evolutionären Weg »gelernt«, sich zu tarnen. Die Biester wollen einfach nicht erwischt werden. Also muss wiederum das menschliche Immunsystem – der anpassungsfähige, *adaptive* Teil – lernen, sie zu identifizieren. Und es sollte tunlichst auch solche Erreger erkennen, mit denen es zuvor nicht in Berührung gekommen ist. Ja, es sollte sogar Keime erkennen, mit denen der Mensch in der Evolutionsgeschichte vielleicht noch *nie* Kontakt hatte.

Und, um es noch komplizierter zu machen: Das Immunsystem muss auch körper*eigene* Zellen erkennen, die von Krankheitserregern befallen sind, also Zellen, die Bakterien oder Viren in sich tragen. Denn auch sie müssen bekämpft werden, um die Infektion unter Kontrolle zu bringen. Das läuft grob gesagt so: Zellen zerschneiden immer ein paar der Proteine, die in ihnen herumschwimmen, in kleine Stückchen. Und diese Stückchen werden dann gewissermaßen als kleine Fähnchen an der Außenseite der Zelle präsentiert. Das passiert auch mit Viren- oder Bakterienproteinen, die sich verbotenerweise in einer Zelle finden. Und so sind auf der Oberfläche einer befallenen Zelle plötzlich nicht nur die stolzen Flaggen der Jedi-Ritter, sondern auch ein paar Banner des bösen Imperiums zu sehen. Und da können Prinzessin Leias T-Cell-Fighter zuschlagen ... (unsere Kinder tragen ausnahmslos den Star-Wars-Virus in sich).

Wie aber kann so ein kleines, niedliches Wirbeltier wie der Mensch, das nur über ungefähr 25.000 verschiedene Gene verfügt, hundert Millionen verschiedene Antikörper-Moleküle und eine Billion T-Zell-Rezeptoren produzieren? Der Trick ist: Eine überschaubare Zahl von Genen wird auf vielfältige Weise miteinander kombiniert. Das ist so ähnlich wie bei den Autokennzeichen, wo man mit 26 Buchstaben und zehn Ziffern theoretisch ein paar Milliarden verschiedener Nummernschilder beschriften kann. So ähnlich ist es mit den einzelnen Gen-Abschnitten, die jeweils Teile eines Antikörpers oder eines Rezeptors kodieren. Es entsteht so in einer frühen Lebensphase des Menschen eine unermessliche Zahl von unterschiedlichen Antikörpern und Rezeptoren. Nach einem Zufallsprinzip werden im Embryo Zellen gebildet, die auf praktisch jedes böse Antigen vorbereitet sind.

Das alles findet noch im Mutterleib statt, in dem der Embryo vor Infektionen in der Regel geschützt ist. So hat das Immunsystem noch Zeit, diejenigen Zellen auszusortieren, die sich gegen körpereigene Zellen wenden würden. Die unreifen Immunzellen, die sich mit ihren Rezeptoren an körpereigene Zellen binden, werden einfach abgeschaltet und können somit keinen Unsinn mehr treiben. Damit ist die heikle Freund-Feind-Erkennung aktiviert.

So, wenn Sie dieses Kapitel tatsächlich bis hierhin gelesen haben, haben Sie erfahren, dass sich das menschliche Immunsystem bereits auf die Begegnung mit Keimen und Toxinen vorbereitet, von denen es noch gar nichts weiß. Für Milliarden unbekannter Erreger stehen Milliarden Antikörper und Rezeptoren bereit, um Eindringlinge für Fress- und Killerzellen markieren zu können. Aber wenn das Immunsystem auf die Begegnung mit dem Bösen so gut vorbereitet ist, wozu braucht man dann überhaupt Impfungen?

Die Antwort lautet: Wenn der Feind zum ersten Mal zuschlägt, muss die Abwehrmaschinerie des Immunsystems gewissermaßen erst mal anspringen. Das dauert ein bisschen. Unter Umständen zu lange. Denn in dieser Zeit haben die Infektionstruppen einen ordentlichen Vorsprung. Sie vermehren sich, schütten Giftstoffe aus und machen uns buchstäblich das Leben schwer. Wenn der Angreifer zu schnell beziehungsweise das Abwehrsystem zu langsam ist, kann das böse ausgehen.

In uns schwimmen zwar schon die richtigen Antikörper und die richtigen T-Zellen mit den passenden Rezeptoren herum – aber nicht sehr viele von jeder Sorte. Erst der Kontakt des passenden Rezeptors oder Antikörpers mit einem Antigen – in der Regel einem Eiweißmolekül des Erregers – löst den richtigen Alarm aus. Jetzt werden genau die Zellen in Schwung gebracht, die mehr von den nötigen Antikörpern und Rezeptoren produzieren. Dabei gibt es einen entscheidenden Effekt: Wenn die Immunmaschine nach einem Erregerkontakt einmal richtig angesprungen ist und die Infektion besiegt hat, kann sie sich fortan an dieses ruhmreiche Ereignis erinnern. Es bilden sich nach dem Kontakt mit dem Antigen sogenannte Gedächtniszellen. Und die können im Fall einer erneuten Infektion mit dem gleichen Erreger viel schneller die passenden Antikörper produzieren. Das passiert beispielsweise nach einer überstandenen Pocken- oder Maserninfektion. Die Viren haben in der ersten Runde ganz schön Ärger gemacht, doch wenn ihr Opfer sich erholt hat, ist es gegen einen erneuten Angriff gewappnet. Man ist gegen die Krankheit immun geworden.

Und diesen natürlichen Effekt macht man sich beim Impfen zunutze. Man konfrontiert das Immunsystem mit einem abgeschwächten oder getöteten Erreger oder Bruchstücken von Bakterien oder Viren. Das Immunsystem reagiert darauf wie bei einer echten Infektion. Antikörper und T-Zell-Rezeptoren docken an die Antigene an und lösen eine Immunantwort aus. Da die Viren und Bakterien aus dem Impfstoff (oder was von ihnen übrig ist) die Krankheit selbst nicht auslösen (es gibt allenfalls eine leichte spürbare Reaktion), ist die Sache schnell erledigt. Nun aber warten Gedächtniszellen auf den Ernstfall.

Entscheidend ist: Bei einer Impfung geschieht im Prinzip das Gleiche wie bei einer Infektion. Die Abläufe im Immunsystem sind identisch. Nur kann man angenehmerweise auf die Krankheit verzichten, um die Immunisierung zu erreichen. Noch einmal: Bei einer Impfung nutzen wir die *natürliche* Immunreaktion des Körpers.

Das Ganze funktioniert besonders gut, wenn der Impfstoff aus abgeschwächten lebenden Erregern besteht. Sie können sich im Körper vermehren, ohne gefährlich zu werden. Aber sie sind dadurch in einer Zahl vorhanden, die das Immunsystem ordentlich in Fahrt bringt. Beispiel hierfür ist die Vierfachimpfung gegen Masern, Mumps, Röteln und Windpocken (MMRV). Kinder bekommen im zweiten Lebensjahr die vier entsprechenden Viren gespritzt – nur sind die so geschwächt, dass sie die Krankheit nicht auslösen, sondern nur die Immunisierung.

Allerdings lässt sich bei einem derart aktiven Immuntraining leicht nachvollziehen, weshalb es auch hierbei zu leichtem Fieber und auch kurzzeitigem Krankheitsgefühl kommen kann. Weil diese abgeschwächten Viren zum Beispiel bei der MMRV-Impfung noch vermehrungsfähig sind, ist es vor der Impfung auch für den Arzt wichtig, festzustellen, dass das Kind zu dem Zeitpunkt keinen stark ausgeprägten Infekt mit hohem Fieber (also deutlich über 38,5 °C) durchmacht, wodurch die Kontrolle der Impfviren durch den Körper erschwert sein könnte.

Dieses Impfprinzip mit starker Immunantwort funktioniert leider nicht bei allen Krankheiten. Oft sind solche geschwächten – der Fachmann sagt: attenuierten – Erreger nicht vorhanden, weil es den Impfstoffforschern (noch) nicht gelungen ist, sie zu entwickeln. Dann muss man auf Totimpfstoffe zurückgreifen. Dazu werden Bakterien oder Viren in der Regel durch Hitze oder den Zusatz von bestimmten Substanzen getötet, ohne jedoch ihre Struktur zu zerstören. Denn darauf kommt es an: Die Antigene, die im Körper die gewünschte Immunreaktion auslösen, müssen noch intakt sein. Das kann auch funktionieren, wenn nur Teile der Erreger vorhanden sind. Der Sechsfachimpfstoff, den Kinder im ersten Lebensjahr erhalten, enthält sowohl inaktivierte Erreger (zum Beispiel Polio) als auch Teile oder einzelne Eiweißmoleküle von Erregern (zum Beispiel Hepatitis B oder Tetanus). Allerdings ist die Immunreaktion auf solche Totimpfstoffe nicht so stark wie bei Lebendimpfstoffen. Es sind ja auch nicht so viele Erreger unterwegs, wenn sie sich nicht vermehren können. Damit ist allerdings auch die Immunisierung nicht so gründlich und nicht so lang andauernd. Um das auszugleichen, wendet man Verstärker an, Adjuvanzien, die wir im zweiten Kapitel bereits kennengelernt haben. Das sind Substanzen, die den Körper an der Einstichstelle der Impfspritze zusätzlich reizen. Zellen des Immunsystems wandern wegen dieser Reizung in das Gewebe um die Einstichstelle und kommen damit auch stärker mit den Antigenen des Totimpfstoffs in Berührung. Das verstärkt die Immunreaktion und steigert damit auch die Immunisierung.

Diese Verstärkersubstanzen – meistens handelt es sich heute um ein Aluminiumsalz – verstärken leider nicht nur die Immunreaktion des Körpers, sie verstärken auch die ablehnenden Reaktionen von Impfskeptikern und zweifelnden Eltern. Dabei sind diese Adjuvanzien millionenfach erprobt – zumindest die, die in den Kinderimpfstoffen zum Einsatz kommen.

Warum gibt es nicht gegen jede Krankheit einen Impfstoff – tot oder lebendig? Weil die Erzeugung eines Impfstoffes häufig eine komplizierte Sache ist und manchmal leider gar nicht gelingt – oder zumindest bisher noch nicht gelungen ist.

Das liegt daran, dass manche Erreger sehr gut darin sind, das Immunsystem auszutricksen. Grippeviren beispielsweise verändern andauernd ihr Erscheinungsbild, sodass eine Immunisierung gegen den einen Virusstamm in der nächsten Saison nicht mehr viel nützt. Das Virus hat sich einen neuen Mantel übergeworfen, das heißt, es hat seine Oberflächenmoleküle so verändert, dass die Antikörper aus dem letzten Winter nicht mehr zuschnappen können. Deswegen impft man gegen Influenza jedes Jahr von Neuem.

Ein zweites Beispiel: Seit Jahrzehnten sucht man nach einem geeigneten Impfstoff gegen A-Streptokokken, die beispielsweise Scharlach hervorrufen. Dabei sind diese Bakterien erstens sehr verbreitet, zweitens sehr gut erforscht und drittens jedes Jahr für Hunderte Millionen schwerer, oft tödlich verlaufender Erkrankungen verantwortlich (mehr dazu im fünften Kapitel). Trotzdem ist die Suche kompliziert. Das hat nicht nur damit zu tun, dass vor allem Kinder in armen Ländern von den Infektionen betroffen sind, sodass der wirtschaftliche Anreiz für die Impfstoffhersteller nicht sehr hoch ist. Es gibt oder gab auch immunologische Probleme. Beim Test möglicher Impfstoffe in den Sechzigerjahren stellte sich heraus, dass es möglicherweise durch Impfungen zu Fällen von Rheumatischem Fieber kam. Das ist normalerweise eine Folgekrankheit der Streptokokken-Infektion – also etwas, das die Impfungen gerade verhindern und nicht auslösen sollten. Offenbar gibt es gewisse Ähnlichkeiten der Zelloberflächen der Streptokokken und des menschlichen Herzmuskels, sodass sich das Immunsystem nicht nur gegen die Eindringlinge, sondern auch gegen das eigene Herz richtet. Der Impfstoff verhinderte zwar eine Streptokokken-Infektion, löste dann aber selbst die Autoimmunerkrankung aus. Totaler Mist. Oder wie die Fachwelt sagt: Die Nutzen-Risiko-Kalkulation fällt in diesem Fall eindeutig negativ aus. Möglicherweise sind die Schwierigkeiten, die es mit dem Schweinegrippe-Impfstoff Pandemrix gab, ähnlicher Natur (darauf gehen wir im siebten Kapitel noch einmal genauer ein).

Die Tests mit den A-Streptokokken-Impfstoffen an Menschen wurden jedenfalls für Jahrzehnte unterbrochen. Erst jetzt verlaufen die Tests neu entwickelter Impfstoffe so vielversprechend, dass demnächst mit der Zulassung eines Impfstoffes gegen A-Streptokokken gerechnet werden kann.

Und noch ein Beispiel: das Aids-Virus HIV. Ein Impfstoff gegen HIV wäre wirklich ein Segen – gerade weil die medikamentöse Therapie der Erkrankung so teuer ist, dass praktisch nur Infizierte in wohlhabenden Ländern davon profitieren können. Es wird wirklich intensiv nach einem Impfstoff gesucht. Aber das HI-Virus ist enorm wandelbar, es greift das Immunsystem selbst an, versteckt sich gleichzeitig vor ihm (genau genommen versteckt es sich in ihm vor ihm) und hat eine Menge anderer Tricks auf Lager. Es gibt Impfstoffe, die in Erprobung sind, aber sowohl Wirksamkeit als auch Verträglichkeit wurden noch nicht hinreichend nachgewiesen (auch dazu mehr im fünften Kapitel).

Viertes Kapitel,

in dem wir die wundervolle Lady Mary und den kleinen Jimmy Phipps kennenlernen, der vor mehr als 200 Jahren für den wissenschaftlichen Fortschritt missbraucht wurde. Und in dem wir erfahren, dass man in China womöglich schon vor tausend Jahren zermahlenen Pockenschorf schnupfte.

Mit acht Jahren ist die kleine Mary Schönheitskönigin in London, später verschlingt sie eine ganze Bibliothek, bringt sich selbst Latein bei und tritt für die Rechte der Mädchen und Frauen ein. Dann, als ihr Vater sie mit einem reichen Lord verheiraten will, brennt sie durch und heiratet stattdessen den Mann, den sie liebt. Ein Dichterfürst verzehrt sich nach ihr, und die junge Lady verdreht noch anderen den Kopf. Sie schreibt selbst Gedichte, bereist Mitteleuropa und den Balkan, sie erforscht den Orient, durchsegelt das Mittelmeer, überquert die Alpen, ist in Skandale verwickelt, wird Opfer von Intrigen, verliebt sich leidenschaftlich in einen viel jüngeren, schwulen Italiener, brennt erneut durch, diesmal nach Venedig, lebt einsam in der Lombardei, züchtet Seidenraupen, wird um ihr halbes Vermögen gebracht – und besucht sogar Hannover … Lady Mary Wortley Montagu war wirklich eine bemerkenswerte Frau. Vor allem, wenn man sich klarmacht, dass das alles zu Beginn des 18. Jahrhunderts passierte. Zu einer Zeit, in der Mädchen eigentlich gar nichts durften, außer sich »zum nutzlosesten und wertlosesten Teil der Schöpfung zu machen«, wie sie es beschrieb.

Zwei Fragen springen uns sofort entgegen: Weshalb gibt es nicht längst einen mitreißenden, opulenten Hollywood-Film über Lady Mary? Und zweitens: Was hat sie in diesem Buch zu suchen?

Mit der ersten Frage wenden Sie sich bitte an 20th Century Fox. Die Antwort auf die zweite ist dagegen ganz einfach: Lady Mary hat das Wissen über das Impfen aus dem Orient in den Westen gebracht – genauer gesagt: in ihre britische Heimat. Und letztlich löste sie damit die immunologische Forschung und die moderne Entwicklung des Impfens aus. Aber der Weg dahin war steinig. Ihn zu gehen brauchte es eine wahre Lady, die sich nicht so leicht erschüttern ließ und die Konflikten nicht aus dem Weg ging.

Mary Wortley Montagu, geborene Pierrepont, stammt aus gutem Hause. Im Frühling 1689 wird sie in der Grafschaft Nottinghamshire geboren. Ihr Vater Evelyn Pierrepont legt Wert auf die Feststellung, dass in seinen Adern normannisches Blut fließt. Jedenfalls ist er die Sorte Gentleman, die für Macht und Glamour etwas übrig hat. Deswegen ist er, der spätere Erste Duke of Kingston-upon-Hull, Mitglied des einflussreichen Kit-Cat-Klubs. Und dieser Herrenzirkel wählt auf Pierreponts Vorschlag dessen achtjährige Tochter Mary zur Schönheit der Saison.

Mit 26 erkrankt Mary an den Pocken. Ihr jüngerer Bruder ist zwei Jahre zuvor daran gestorben. Sie überlebt gerade so, aber ihre Schönheit, »die ihr künftige Jahre des Glücks versprach«, ist verloren. »How am I chang'd! alas! how am I grown / A frightful spectre, to myself unknown!« Das schreibt sie in einer ihrer sogenannten Eklogen – »Wie hab ich mich verändert! Ach! Wie wurde ich zu einem Schreckgespenst, mir selber fremd!«

Man braucht nicht viel Einfühlungsvermögen, um sich vorzustellen, dass diese Krankheits- und Verlusterfahrungen für Lady Marys späteres Leben prägend sind. Schon ehe sie selbst erkrankt, fürchtet sie, die Pocken – auch Blattern genannt – könnten Mann und Kind befallen. Ein paar Jahre später aber macht sie eine elektrisierende Entdeckung. Sie begleitet ihren Mann nach Konstantinopel. Edward Wortley Montagu ist Botschafter der britischen Krone am osmanischen Hof. Und Mary erforscht die türkische und muslimische Kultur und Gesellschaft. Vor allem baut sie Vorurteile gegenüber der vermeintlich unterentwickelten muselmanischen Kultur ab. Sie entdeckt viel und hat vieles zu berichten, schreibt Briefe in die englische Heimat, die später veröffentlicht werden. Ihre Beobachtungen in der Türkei beeinflussen Kunst und Literatur. Und eben auch die Medizin.

Lady Mary erfährt, dass sich die Türken erfolgreich gegen Pockeninfektionen schützen, indem sie eine Impfung vornehmen. »Die Pocken, bei uns so verhängnisvoll und so verbreitet, sind hier vollkommen harmlos«, schreibt sie in einem Brief aus Konstantinopel an eine Freundin. »Durch die Erfindung des Impfens – wie sie es nennen.« Die Vokabel »Impfen«, englisch: *Engrafting*, stammt eigentlich aus der Gärtnerei. Sie beschreibt die Technik des Pfropfens, die Übertragung von Zweigen oder Knospen von einer Pflanze auf die andere. »Eine Gruppe alter Frauen«, so schreibt Lady Mary, nimmt diese Operation vor. Sie übertragen kleine Mengen Pockenmaterials, das aus den Pusteln von Menschen gewonnen wird, die die Krankheit überstanden haben oder an einer milderen Variante der Blattern leiden. Später ist dann meistens von *Inoculieren* die Rede, noch später von *Variolation* (von *variola*, dem lateinischen Begriff für Pocken) – aber gemeint ist das Gleiche.

Lady Mary beauftragt ihren Leibarzt, Charles Maitland, einen kräftigen jungen Menschen zu finden, der an »Pocken der besten Sorte« erkrankt ist – das heißt: der an einer harmloseren Form der Krankheit leidet. Von ihm wird das Material entnommen, mit dem Marys Sohn, der knapp fünfjährige Edward junior, geimpft werden soll. Maitland berichtet später über die Prozedur: Sie sei zunächst von einer alten Frau durchgeführt worden, die in Konstantinopel als Leiterin der Inoculierungen fungiere. Sie habe eine »stumpfe und rostige Nadel« verwendet und mit zitternder Hand Edwards Ärmchen aufgeritzt, um das Impfmaterial zu übertragen. Der britische Doktor behauptet, er habe daraufhin die Initiative übernommen, seine eigenen Instrumente benutzt und persönlich Edwards zweites Handgelenk sauber und schmerzlos inoculiert.

Man könnte aus damaliger Sicht sagen, Maitland entwindet die Technik des Impfens der orientalischen Quacksalberei und überführt sie in die fortschrittliche königlich-britische Medizin. Es ist nicht unwahrscheinlich, dass der Arzt durch seine Schilderung genau diesen Eindruck erzielen will. Möglicherweise übertreibt er seine eigene Rolle bei der Impfung aus diesem Grund sogar. Kann man wirklich annehmen, ein altes muslimisches Weib ist den Ärzten der englischen Krone medizinisch überlegen?

Sie ist es. Auch wenn sie natürlich weder von Viren noch von Immunantworten einen Schimmer hat. Zugleich ist die

Inoculierung vom 18. März 1718 – gemessen an heutigen immunologischen, medizinischen und hygienischen Standards – ein fürchterlich stümperhaftes und gefährliches Gemetzel. Und es schadet vermutlich nicht, dass die mutige Mary die Immunisierung ihres Sohnes mit Gebeten begleitet. Edward junior überlebt jedenfalls. Wie vorhergesagt, erkrankt er nach einigen Tagen an einer milden Form der Pocken, die er schnell und narbenlos übersteht, und ist fortan immun.

Edward Wortley Montagu II. ist der erste Brite, der jemals geimpft wird. Er wird später ein ähnlich bunter Vogel wie seine Mutter. Schon als Schüler verschwindet er nach Portugal, wird Fischhändler, später Wissenschaftler, Falschspieler, Weltreisender, Wahrsager und Kartograf, spricht Hebräisch, Aramäisch, Arabisch und Farsi, hat wahrscheinlich einen Riesenknall – erkrankt aber nie an den Pocken.

Natürlich hat er Glück, die Impfung von Konstantinopel zu überleben und nicht versehentlich mit Syphilis oder Tuberkulose infiziert zu werden oder gleich an Blutvergiftung oder einer bakteriellen Infektion zu sterben. Die Erfolgsquote dieser Variolationen ist aus heutiger Sicht unverantwortlich gering. Es handelt sich, wie aus Wortley Montagus und Maitlands Schilderung schnell deutlich wird, um eine Impfung mit einem abgeschwächten Lebendimpfstoff, weil das Virusmaterial Menschen entnommen wurde, die an einer weniger aggressiven Form der Pocken leiden. Allerdings ist bei einem solchen Verfahren das Risiko hoch, dass sich die Pockenviren wieder in ihre ursprüngliche, tödliche Variante zurückverwandeln. Man muss annehmen, dass damals Impflinge starben und dass sogar Pockenepidemien durch diese Variolationen ausgelöst wurden.

Von Impfgegnern wird das heute natürlich ins Feld geführt. Das ist aber ungefähr so, als würde man zahnärztliche Behandlungen ablehnen, weil im Mittelalter Barbiere oder Hufschmiede Zähne zogen und dies zu schrecklichen Schmerzen und schlimmen Zahnfleischinfektionen führen konnte.

Wir beschäftigen uns in diesem Kapitel mit der Geschichte des Impfens, weil so klar wird, wie lange die Menschen schon daran herumforschen. Und wie lange sie sich um Verbesserung der Wirksamkeit und Sicherheit der Impfstoffe und Impfmethoden bemühen. Die Geschichte des Impfens ist – wie die Geschichte der Medizin insgesamt – unbestreitbar eine Geschichte vieler schrecklicher Fehl- und Rückschläge. Aber wir sind besser geworden, immer besser. Die Pocken, die Lady Mary und Millionen andere heimsuchten, sind dank systematischer Fortentwicklung des Impfens ausgerottet. Und viele andere Krankheiten haben ihren schlimmsten Schrecken verloren.

Dazu hat Mary Wortley Montagu durch ihre riskante Entscheidung beigetragen, das eigene Kind impfen zu lassen. Und schon in Konstantinopel verkündet sie, »sich alle Mühe zu geben, diese nützliche Erfindung in England einzuführen«. Sie ahnt, dass das nicht ohne Konflikte verlaufen wird. Schließlich müssten, so schreibt sie, die englischen Ärzte ohne die Pocken auf einen erheblichen Teil ihrer Einkünfte verzichten.

Einige Zeit nach ihrer Rückkehr in die Heimat wird England von einer verheerenden Pockenepidemie heimgesucht. In Lady Marys Umfeld kommt es zu vielen Todesfällen. Mary entschließt sich, mit Maitlands Hilfe auch ihre inzwischen geborene kleine Tochter impfen zu lassen. Maitland willigt nach einigem Zögern ein. Er befürchtet, die unheimliche orientalische Prozedur könne seine medizinische Reputation beschädigen. Doch schließlich wird das Mädchen inoculiert, diesmal vor wissenschaftlichen Zeugen – und abermals erfolgreich.

Doch nicht alle sind von der Wirksamkeit und Seriosität des Impfens überzeugt. Es entsteht eine öffentliche Kontroverse, an der Lady Mary nach Kräften teilnimmt. Ihre Biografin Isobel Grundy schreibt: »Sie verbrachte nach ihrer Rückkehr Jahre damit, die Inoculierung bekannt zu machen und führte dazu einen schonungslosen Medienkrieg.« Das Impfen und der erbitterte Streit darüber – sie gehören von Anfang an zusammen. Und schon damals mischen sich Politik, Nationalismus und Religion in eine eigentlich naturwissenschaftliche Debatte.

Lady Mary ist allerdings ziemlich erfolgreich mit ihrer Kampagne. Das Ganze ist wirklich eine Geschichte von mutigen und gebildeten Frauen. Kein Wunder, dass Lady Mary heute als eine der frühen Heldinnen der Frauenbewegung gilt. Sie ist, wie ihre Biografin schreibt, »ein leuchtender Stern der Aufklärung«. Mary bewegt die künftige Königin, Caroline Prinzessin von Wales, dazu, 1721 ihre Kinder impfen zu lassen. Allerdings wird die Technik zunächst an sechs verurteilten Kriminellen erprobt, denen (nach erfolgreicher Inoculation) die Freiheit geschenkt wird. Ebenso viele Waisenkinder müssen als Testpersonen herhalten. Das allerdings würde sich mit heutigen ethischen Standards sicher nicht vereinbaren lassen.

Woher aber hatten die alten Weiber von Konstantinopel ihr Wissen? So ganz genau lässt sich das nicht rekonstruieren.

Fest steht: Die Kenntnis um diese frühe Form der Pockenschutzimpfung ist Ende des 17. Jahrhunderts in Asien und in Afrika ziemlich verbreitet. Als die Kunde von Lady Marys Inoculierungen die amerikanischen Kolonien, genauer gesagt Boston, erreicht, hat dort bereits der Sklave Onesimus seinem Herrn, dem puritanischen Geistlichen Cotton Mather berichtet, dass er als Kind gegen Pocken geimpft wurde: »People take Juice of Small-Pox; and Cutty-skin, and Putt in a Drop.« Ein bisschen Pockensaft, ein kleiner Schnitt, ein Tröpfchen rein ... So einfach.

Als in Boston 1721 eine wirklich schlimme Pockenepidemie ausbricht, propagiert Mather die Inoculierungen auch dort. Onesimus, den man dort heute als einen der »besten Bostonians aller Zeiten« betrachtet, stammte wahrscheinlich aus Westafrika – genau weiß man das leider nicht. Bekannt ist aber, dass nicht nur Onesimus geimpft war, sondern viele seiner verschleppten Schicksalsgenossen, die mit den Sklavenschiffen aus dieser Region kamen. Die Sklavenhändler wussten übrigens Bescheid. Sie erzielten für Menschen, die an ihren Armen die typischen Impfnarben trugen, höhere Preise.

Es ist nicht unwahrscheinlich, dass die Technik des Inoculierens mehrfach unabhängig voneinander erfunden wird. Vermutlich beginnt alles mit der Beobachtung, dass Menschen, die die Pocken überlebt haben, kein zweites Mal an der Seuche erkranken. In Diderots *Encyclopédie* von 1765, dem epochemachenden Werk der Aufklärung, heißt es, das Impfen sei vielleicht von den Arabern erfunden worden. Es bestehe jedenfalls »seit undenklichen Zeiten in den Nachbarländern des Kaspischen Meeres und vor allem in Tscherkessien, woher die Türken und Perser ihre schönsten Sklavinnen beziehen«. Ob's stimmt? Man weiß es nicht (aber eine Geschichte, in der schöne Tscherkessinnen eine zentrale Rolle spielen, kann man einfach nicht weglassen).

In der *Encyclopédie* wird weiter gemutmaßt, es sei wahrscheinlich, dass das Impfen schon »mehr als 200 Jahre« (also seit Ende des 16. Jahrhunderts) in Griechenland und Dalmatien praktiziert werde. Afrika findet Erwähnung, besonders die maghrebinische Küste, der Senegal, das Innere des Kontinents. Aber seit wann dort geimpft wird, lasse sich nicht datieren. Das Gleiche gelte für Asien, verschiedene Teile Indiens, insbesondere Bengalen. In China schließlich habe die Inoculation »eine bestimmte Form« erhalten.

Das war der Stand der Impfgeschichtsschreibung Mitte des 18. Jahrhunderts. Viel schlauer ist man seitdem nicht geworden. Heute sieht man die Ursprünge des Impfens in Pockenvariolationen in China oder Indien. Es ist immer wieder zu lesen, dass in China bereits im 10. Jahrhundert Variolationen durchgeführt worden seien. Manchmal wird der Ursprung der Impfmethode sogar noch zweitausend Jahre vorverlegt. Aber dafür gibt es offenbar keine wirklich belastbaren Quellen.

Zhang Lu, ein zu seiner Zeit berühmter Arzt, berichtet 1695 über Variolationen. Diese Technik sei uns von einem »unsterblichen Taoisten« aus der Jingxi-Provinz am Südufer des Jangtse geschenkt worden. Damals tauchte man entweder ein bisschen Baumwolle in Pockeneiter, ersatzweise etwas trockene Hautschuppen von einer Blatternpustel, und steckte dieses Wattebäuschchen einem Kind in die Nase. Puh, das ist wirklich eine appetitliche Methode! Es geht aber auch noch schöner: Ein wenig zermahlener Pockenschorf wurde mit einem Silberröhrchen in die Nase des Impflings geblasen. Diese Technik hatte den Vorteil, dass auch entfernte Gegenden von den Impfärzten erreicht werden konnten, weil das Impfmaterial trocken und deswegen leicht zu transportieren war. Eine weitere Methode bestand darin, Kindern einfach die Kleider von anderen, infizierten Kindern anzuziehen. In der Regel, oder sagen wir im günstigsten Fall, führten alle diese Maßnahmen zu einer milden Infektion, wie sie auch Lady Marys Kinder durchmachten – mit anschließender Immunisierung.

Ein kleiner Einschub zum Thema Chinesische Medizin: Von Impfgegnern wird häufig angeführt, Impfen sei unnatürlich. Es hindere Kinder daran, die wichtige Erfahrung einer Krankheit zu machen (wir beschäftigen uns mit diesem zweifelhaften Argument noch im sechsten Kapitel). Außerdem werde das Immunsystem nicht »geschult«, wenn es nur den Impfstoffen, nicht aber den Erregern ausgesetzt wird. Jedenfalls gibt es zum Teil erhebliche Vorbehalte von Naturheilkundlern gegen das Impfen. Wie geht die Traditionelle Chinesische Medizin – oft zärtlich TCM genannt – mit dieser Frage um? Schließlich mussten sich chinesische Ärzte ja möglicherweise schon vor tausend Jahren mit der Frage beschäftigen, wie sie's mit dem Impfen halten.

Es gibt – vor allem in der westlichen Welt – viele TCM-Ärzte (oder Heilpraktiker), die Impfungen ablehnen. Und man kann sicher annehmen, dass es auch unter den Verfechtern der TCM engagierte Kontroversen zum Thema gibt. Es wäre aber ein schwer auflösbarer Widerspruch, wenn ausgerechnet die mutmaßlichen Erfinder des Impfens das Impfen grundsätzlich für falsch hielten. Tatsächlich betrachten

Vertreter der TCM Impfungen als mögliche Störung des Qi-Flusses, weil »heiße Toxine« in den Körper eingebracht werden. Das heißt aber nicht automatisch, dass Impfungen nicht erlaubt wären. Man muss den Körper nach Ansicht von TCMlern allerdings auf diese Störung vorbereiten – mit bestimmten Kräutern, durch Akupunktur oder beides. Eine Impfung beginnt in der TCM daher schon einige Wochen vor der eigentlichen Gabe des Impfstoffes. Und der Impfprozess endet nicht mit dem Piks, sondern wird dann noch nachbetreut, um die »Hitze« des Impfstoffes aus dem Körper »auszuleiten«.

Es gibt TCM-Vertreter, die dafür plädieren, den Impfkalender etwas zu strecken – später anfangen, keine oder weniger Mehrfachimpfungen. Der Impfkalender in der Volksrepublik China sieht allerdings die erste Impfung (gegen Hepatitis B) bereits unmittelbar nach der Geburt vor.

Wahrscheinlich würde es die Impfdebatte insgesamt etwas entkrampfen, wenn mancher Skeptiker Impfen als Teil der TCM betrachtete. Und auch aus »schulmedizinischer« Sicht spricht nichts dagegen, Kindern etwas mehr Aufmerksamkeit zu schenken – rund um eine Impfung und auch sonst.

Zurück in die Geschichte – immer noch China: Man weiß, dass Kangxi, der zweite Kaiser der Qing-Dynastie, 1681 sich, seine Familie und anschließend seine Soldaten in der Mandschurei und in der Mongolei impfen ließ. Man muss dazu wissen, dass die mandschurischen Truppen zum Teil höhere Verluste durch die Pocken als durch Gefechte erlitten hatten. Damit sind wir bei der militärischen Bedeutung der Impfungen, die von den Feldherren der Geschichte natürlich schnell erkannt wurde. Gesunde Truppen kämpfen besser. Diese Erkenntnis hat in der Vergangenheit allerdings dazu geführt, dass Soldaten immer wieder sehr fragwürdigen medizinischen Versuchen unterzogen wurden. Hollywood hat daraus ein eigenes Grusel-Mystery-Thriller-Genre entwickelt.

In Deutschland gibt es heute keine gesetzliche Impfpflicht – außer für die Angehörigen der Bundeswehr. Sie müssen nach dem Soldatengesetz Eingriffe in ihre körperliche Unversehrtheit »dulden, wenn es sich um Maßnahmen handelt, die der Verhütung oder Bekämpfung übertragbarer Krankheiten oder der Feststellung der Dienst- oder Verwendungsfähigkeit dienen«.

Aber noch mal zurück ins 18. Jahrhundert, als in Westeuropa die Impfforschung begann: Die Herausforderung bestand damals darin, eine Impfmethode zu entwickeln, die die Risiken der Inoculierung verringerte. Es kam zu häufig vor, dass durch die Impfung eine ernste Pockenerkrankung erst ausgelöst wurde oder dass ein Impfling seinerseits bei Dritten Pocken verursachte. Das bringt uns zu einem Arzt in der Grafschaft Gloucestershire. Keine Geschichte des Impfens ohne Edward Jenner! Und keine Edward-Jenner-Geschichte ohne James Phipps! Und keine Jenner-Phipps-Geschichte ohne Sarah Nelmes – und natürlich Blossom!

Eigentlich beginnt die Geschichte des modernen Impfens mit Blossom, einen Gloucester-Rind. Aber irgendwie wird Blossoms Beitrag in der Regel nicht richtig gewürdigt. Die dunkelbraune Milchkuh teilt dieses Schicksal allerdings mit Benjamin Jesty, einem stolzen Farmer aus Dorsetshire, Peter Plett, einem unglücklichen Lehrer aus Schleswig-Holstein, und einer Reihe weiterer Frauen und Männer. Sie allesamt hatten bereits Pockenimpfungen vorgenommen, indem sie zwischen 1774 und 1791 Frauen und Kinder mit Kuhpocken infizierten. Und das war auf dem Weg zu sicheren Impfstoffen der entscheidende Fortschritt gegenüber den Inoculationen Lady Marys. Edward Jenner, der Arzt aus Berkeley in Gloucestershire, war dagegen verhältnismäßig spät auf den Trichter gekommen, dass eine vergleichsweise harmlose Kuhpockeninfektion gegen die echten Pocken schützt. Aber er publizierte als Erster erfolgreich darüber und gilt deswegen bis heute als der eigentliche Pionier der Pockenschutzimpfung.

Wie gesagt, die Sache beginnt mit Blossom. Das arme Tier hat die Kuhpocken, und die Milchmagd Sarah Nelmes steckt sich beim Melken an. Nachdem sich an ihrer Hand Pockenpusteln bilden, sucht sie einen Arzt auf, und Dr. Jenner erkennt seine Chance. Er weiß von den Bauern, dass Milchmägde nicht an Pocken erkranken, und er nimmt zu Recht an, dass der Kontakt mit Kuhpocken für die Immunisierung sorgt. Jenner hat ohne Zweifel ein Auge für die Prozesse und Zusammenhänge in der Natur. Er hat bereits in einer bahnbrechenden Arbeit erstmals beschrieben, dass Kuckuckseier Nistvögeln untergeschoben werden und die Jungvögel nach dem Schlüpfen die anderen Eier oder Küken aus dem Nest schmeißen. Jenner ist einer von diesen Typen, die sich für alles begeistern können. Er experimentiert zum Beispiel auch mit wasserstoffgefüllten Ballons, an die er Gedichte hängt. Aber bleiben wir bei den Pocken.

Jenner entnimmt also am 14. Mai 1796 Sarahs zarter Melkerinnenhand ein wenig Pustelgeschmier. Nun braucht er nur noch jemanden, auf den er Sarahs Kuhpocken übertragen kann. Seine Wahl fällt auf James Phipps, den achtjährigen Sohn seines Gärtners. Jenner macht zwei kleine Schnitte in Jimmys Arm und überträgt dabei Blossoms beziehungsweise Sarahs Kuhpocken. Der Junge fühlt sich ein paar Tage später unwohl (»Unbehagen in der Achselhöhle, ein wenig Frieren, Appetitlosigkeit, leichter Kopfschmerz«), erholt sich aber schnell. Sechs Wochen später nimmt Jenner eine Inoculierung mit echten Pocken vor – ähnlich wie zu Lady Marys Zeiten. Nur zeigt James Phipps hier keine Reaktion. Für Jenner ist das der Beweis, dass die Kuhpockenimpfung vor einer Pockeninfektion schützt.

Überflüssig zu sagen, dass auch der Impfversuch an Phipps junior heutigen Maßstäben an klinische Tests nicht genügen würde. Man würde Jenner achtkantig aus der Ärzteschaft schmeißen, darüber hinaus würde er für diesen Pocken-Humanversuch mit ungewisser Prognose der fahrlässigen Körperverletzung angeklagt. Es ist auch kaum anzunehmen, dass er Jimmys Vater über die Risiken aufgeklärt hat – zumal er sie wahrscheinlich selbst kaum einschätzen konnte. Eine Ethikkommission würde heute niemals zulassen, dass der Arzt den Jungen nach der waghalsigen Wildtyp-Impfung auch noch den Pocken aussetzte. Eine Maßnahme, die Jenner »mit großer Sorge erfüllte«, wie sein Biograf John Baron voller Mitgefühl – für den Doktor, nicht das Kind – schreibt.

James Phipps überlebt nicht nur diese Inoculierung (und alle folgenden, die Jenner an ihm durchführte, um die Wirksamkeit der Impfung zu beweisen), er überlebt auch den Arzt – auch wenn von Impfgegnern immer wieder die Legende verbreitet wird, Phipps sei an den Folgen der Impfung jämmerlich zugrunde gegangen. Tatsächlich leidet er an Tuberkulose, von der er sich aber Jenners Biograf zufolge erholt. Phipps stirbt 65-jährig in dem Häuschen, das ihm Jenner überschrieben und dessen Garten der Doktor angeblich höchstpersönlich mit Rosen aus eigener Zucht bepflanzt hat. Phipps überlebt in seinem Rosengarten, Blossom lebt »friedlich bis zum Ende ihrer Tage in Bradstone, einer Farm in der Nähe von Berkeley«. Ihr Fell kann man heute in der medizinischen Hochschule St George's, University of London, besichtigen. Impfen wird bis heute im englischen Sprachraum *vaccination* genannt – von *vacca*, lateinisch für die Kuh (es könnte also eigentlich auch *blossomation* heißen). Über Sarah Nelmes' weiteres Schicksal ist nichts bekannt. Jenner erhält später 30.000 Pfund von der britischen Krone, und in den Kensington Gardens in London steht eine hübsche Statue zu seinen Ehren. Und die Pocken sind seit 1980 ausgestorben.

Aber es gibt beziehungsweise gab ja nicht nur die Pocken. Interessanterweise kommt nach Jenners bahnbrechendem Erfolg mit der Vaccination erst mal eine ganze Weile gar nichts. 83 Jahre lang bleibt Jenners Kuhpockenserum der einzige Impfstoff. Dann – mit Louis Pasteur und Robert Koch – nimmt die Sache wieder Fahrt auf.

Bis zu diesen Pionieren der Mikrobiologie waren sich die Menschen nicht darüber im Klaren, wie Krankheiten eigentlich entstehen. Zwar hatte man schon mitbekommen, dass sich Infektionen von einem Menschen auf den anderen (oder im Fall von Blossom und Sarah Nelmes von Tier auf Mensch) übertragen lassen. Auch war die Quarantäne schon erfunden. Dass aber winzig kleine Lebewesen Erreger von Krankheiten sind, war nicht bekannt. Irgendwann hatte man zwar Mikroorganismen entdeckt und auch begriffen, dass sie sich übertragen lassen, aber immer noch glaubte man, diese kleinen Dinger würden in toter Materie durch »Urzeugung« entstehen.

Pasteur räumt mit diesem Glauben auf. Mitte des 19. Jahrhunderts weist er nach, dass »Keime« aus der Luft nötig sind, um Schimmelbildung oder Gärung in Nährflüssigkeiten auszulösen, die zuvor steril gewesen sind. Umgekehrt lassen sich Lebensmittel durch Erhitzen – Sterilisieren oder »Pasteurisieren« – haltbar machen. Koch hingegen fängt an, Krankheitserreger zu identifizieren und zu isolieren. Deutsch-französische Klischees bestätigend, hält der später zwanghaft reinliche Koch Bakterien für grundsätzlich feindlich, während Pasteur schnell begreift, dass es ohne Mikroorganismen weder Wein noch Käse oder Brot geben würde. Jedenfalls ist das Wissen um das Wesen von Infektionen durch Mikroorganismen eine wesentliche Voraussetzung, Jenners Idee der Impfung weiterzuentwickeln.

Jenners Vaccination beruht auf dem glücklichen Umstand, dass die Infektion durch einen verhältnismäßig harmlosen Erreger – den der Kuhpocken – vor der lebensgefährlichen Erkrankung durch ein anderes Virus – das der Pocken – schützt. *Orthopoxvirus vaccinia* ist *Orthopoxvirus variola* so ähnlich, dass das menschliche Immunsystem nach einem Kuhpockenkontakt auch die Pocken bekämpfen kann.

Bei der Variolation, die die alten Weiber von Konstantinopel praktizierten, wurde hingegen ein abgeschwächter Erreger eingesetzt. In den Pusteln der Erkrankten, denen die Frauen ihren Impfstoff entnahmen, befanden sich Viren, die zwar noch vermehrungsfähig waren, aber nicht mehr (oder nicht mehr so stark) krank machten. Und dieses Prinzip macht sich auch Pasteur zunutze. Es ist nicht ganz klar, ob Pasteur und seine Mitarbeiter gezielt nach Wegen suchen, Erreger abzuschwächen, oder ob dies einer eher zufälligen Entdeckung zu verdanken ist. Die Legende sagt, man habe mit Zellkulturen gearbeitet, die man zu lange hatte stehen lassen, um dann festzustellen, dass sie sich als Impfstoff eignen.

Jedenfalls ist der erste abgeschwächte, also »attenuierte« Impfstoff aus Pasteurs Labor einer gegen Geflügelcholera. Anschließend wendet sich Pasteurs Arbeitsgruppe dem Milzbrand zu, einer Krankheit, die insbesondere bei Viehzüchtern gefürchtet ist. Hier werden die Milzbrand-Bazillen mit einer Chemikalie behandelt und verlieren so ihren Schrecken, aber nicht ihre immunisierende Wirkung. Es kann sein, dass Pasteur diese Idee seinem Konkurrenten Henry Toussaint geklaut hat – aber auch das ist umstritten. In Frankreich ist Pasteur bis heute eine Art Nationalheiliger. Seine wissenschaftliche Integrität infrage zu stellen ist so, als würde man den Deutschen erklären, Goethe habe abgeschrieben.

Unbestritten ist allerdings, dass Pasteur mit der öffentlichen Demonstration einer Milzbrand-Impfung einen Coup landet. Es wird im Juni 1881 international darüber berichtet, was der damals schon berühmte Wissenschaftler in Pouilly-le-Fort, nahe Paris, auf dem Hof eines Tierarztes veranstaltet. Er lässt 25 Schafen (vielleicht waren auch ein paar Ziegen darunter) seinen neu entwickelten Milzbrand-Impfstoff injizieren, 25 weitere Tiere bleiben unbehandelt. Später infiziert er alle 50 mit Milzbrand. Von den Geimpften bleiben 24 gesund, von den Ungeimpften sind zwei Tage nach der Infektion schon 23 tot.

Danach geht es relativ schnell. In den nächsten Jahren werden die (nach Jenner) ersten Impfstoffe für Menschen entwickelt. Der Spanier Jaume Ferran i Clua impft 1885 Zehntausende Bürger in der Region Valencia während einer Epidemie gegen Cholera. Ob das wirklich funktioniert hat, ist fraglich. Aber der Drang, etwas gegen die Cholera unternehmen zu können, ist groß. Seit 1830 gibt es in Europa verheerende Epidemien. Von Südostasien aus hatte sich die Seuche ausgebreitet und kam immer näher, traf Mekka, Jeddah, Alexandria, Moskau, Odessa, Königsberg, Danzig, Berlin. In Preußen gibt es 1848/49 über 85.000 Cholerafälle. 1866 erkranken in Wien und Niederösterreich um die 23.000 Menschen, 8.000 sterben. In den Kriegen dieser Jahre sterben mehr Soldaten an der Cholera als an Kampfhandlungen. Ein Jahr später erwischt es 771 Zürcher, 499 Todesopfer. Und 1892 leiden 17.000 Hamburger an der Cholera, 8.605 gehen daran zugrunde.

Seit 1896 gibt es eine wirksame Choleraimpfung. Wilhelm Kolle aus Robert Kochs Arbeitsgruppe killt Cholerabakterien mit Hitze. Die verbliebenen Bestandteile sind daraufhin ungefährlich, lösen aber beim Impfling die gewünschte Immunreaktion aus. Nach diesem Prinzip – allerdings modifiziert – werden auch heute noch Impfstoffe gegen Cholera hergestellt. Man spricht von Totimpfstoffen.

Viele der Schüler und Mitarbeiter Robert Kochs waren sehr erfolgreich und wurden mit Orden dekoriert. So ziemlich nach allen sind heute irgendwelche Institute benannt, und auch Preise und Medaillen tragen ihre Namen: Paul Ehrlich, Paul Frosch, Friedrich Loeffler, Bernhard Nocht und andere.

Die Koch-Leute Emil von Behring und Shibasaburo Kitasato (ein japanischer Bakteriologe, der 1885 zu Koch nach Berlin gekommen war) entwickeln bis 1890 zusammen Antitoxine gegen Wundstarrkrampf (Tetanus) und Diphtherie. Sie isolieren aus dem Blut infizierter Tiere Antikörper, die Erkrankten gespritzt werden und deren Immunsystem den Weg zur Bekämpfung der Erreger weisen. Man nennt das passive Immunisierung. Das Diphtherie-Antitoxin wird heute noch verwendet. Von Behring erhält 1901 den allerersten Nobelpreis für Medizin.

Robert Koch selbst tut sich vor allem auf dem Gebiet der Bakteriologie hervor. Er entdeckt nach mühevoller Suche das *Mycobacterium tuberculosis*, den Erreger der Tuberkulose, klärt den Lebenszyklus des Milzbrand-Erregers auf, stellt wichtige epidemiologische Untersuchungen an und entwickelt zahlreiche mikrobiologische Techniken. Sein eigener Versuch der Entwicklung eines Heilmittels gegen Tuberkulose geht dagegen leider schief. Sein Tuberkulin besteht zwar aus Proteinen von Tuberkelbazillen, wirkt aber weder als Heilmittel noch als Impfstoff. Es eignet sich nur für Tuberkulosetests. Koch erhält später trotzdem den Medizinnobelpreis. Er ist fraglos ein zentraler Wegbereiter der Impfmedizin und der Hygiene.

Ein paar Worte zur Hygiene: Mit den mikrobiologischen Erkenntnissen von Koch und Pasteur entwickelt sich auch die Hygiene, die Lehre von der Verhütung von Krankheiten und der Erhaltung, Förderung und Festigung der Gesundheit. Hygiene heißt nicht nur Händewaschen, nachdem man auf dem Klo war. Hygiene ist eine eigene Wissenschaft, ein eigenes Fachgebiet der Medizin – nicht nur historisch, sondern ganz aktuell. Schließlich kämpft man heute in Kliniken gegen die gefürchteten Krankenhauskeime, die dazu führen, dass Patienten an schweren, oft sogar tödlichen Infektionen leiden, die sie sich erst im Krankenhaus zugezogen haben.

Dieser Kampf beginnt schon mit dem ungarischen Arzt Ignaz Semmelweis, der 1848 nachweisen kann, dass die Ärzte im Allgemeinen Krankenhaus in Wien ihre Patientinnen in der geburtshilflichen Klinik mit Kindbettfieber infizieren. Fast 20 Prozent der Frauen, die dort entbinden, sterben an dieser Infektion. Die Ärzte und Studenten in dieser Klinik führen auch Leichensektionen durch. Auf der benachbarten Abteilung, in der Hebammen ausgebildet werden, die nicht an Leichen arbeiten, liegt die Todesrate viel niedriger. Heute erscheint uns die Erklärung für dieses Phänomen lächerlich simpel. Die Ärzte waschen sich nicht anständig die Hände, wenn sie von den Leichen zu den jungen Müttern wechseln, und übertragen Erreger, für die die Frauen unmittelbar nach der Entbindung sehr empfindlich sind. Die Gebärmutter und in der Folge weitere innere Organe entzünden sich. Die Frauen sterben an einer Sepsis.

»Die unbekannte Ursache, welche so entsetzliche Verheerungen anrichtete, war demnach in den an der Hand klebenden Cadavertheilen der Untersuchenden an der ersten Gebärklinik gefunden.« Als Semmelweis das erkennt, fallen ihm die Kollegen keineswegs erleichtert um den Hals. Man wirft ihm vielmehr Nestbeschmutzung vor – ein Begriff, der im Zusammenhang mit Müttern, die im Wochenbett sterben, besonders bitter aufstößt. Man könnte heute noch verzweifeln, wie lange die Mediziner auf dem Schlauch standen und einfach nicht anzuerkennen bereit waren, dass der Zusammenhang zwischen mangelnder Hygiene und den Todesraten in den Kliniken vollkommen eindeutig war.

Semmelweis selbst wird darüber unglücklich. Er fängt an, seine ignoranten Kollegen als Mörder zu bezeichnen. Er trinkt wohl auch, vielleicht leidet er an Syphilis. Schließlich wird er – wohl gegen seinen Willen – in eine Irrenanstalt eingewiesen und stirbt dort, erst 47 Jahre alt, unter unklaren Umständen.

Das Kindbettfieber hat man in den Griff bekommen – einfach dadurch, dass man beginnt, sich die Hände sorgfältig zu desinfizieren. Noch unter Semmelweis' Leitung ging die Quote der Sterbefälle in der Gebärklinik auf 1,3 Prozent zurück.

Man brauchte dazu keine Impfung. Von Impfgegnern wird daher oft behauptet, Krankheiten seien nicht wegen der aus ihrer Sicht gefährlichen, aber wirkungslosen Impfungen zurückgegangen (oder – wie im Fall der Pocken – verschwunden), sondern wegen der besseren hygienischen und sonstigen Lebensbedingungen.

Da ist was dran. Es ist richtig, dass die Hygiene einen entscheidenden Beitrag geleistet hat. Es hängt aber stark von der Krankheit ab, deren Ausbreitung man verhindern will. Die heute viel bessere Trinkwasserqualität und die kontrollierte Ableitung des Abwassers sind die entscheidenden Gründe, weshalb es in unseren Städten keine Cholera mehr gibt. Nach den großen Epidemien, von denen schon die Rede war, begannen die Städte mit Planung und Bau der Kanalisationen. Um die Choleragefahr zu kontrollieren, brauchte man in Hamburg, London, Berlin oder Wien keine Impfungen, sondern – wie 1867 in Zürich – eine »Abfuhrwesen- und Kloakenreform«.

Aber das ist nicht immer so. Man kann sicher sein, dass sich die Menschen in Städten, die von der Kinderlähmung heimgesucht wurden, wirklich oft die Hände gewaschen haben. Während der großen Polioepidemien in den Fünfzigerjahren hat man desinfiziert und abgekocht, Ratten vergiftet und Insekten vernichtet – die Krankheit hat man damit aber nicht in den Griff bekommen, sondern erst durchs Impfen. Und so ist es beispielsweise auch mit den Masern oder den Röteln.

Ende des 19. und in der ersten Hälfte des 20. Jahrhunderts werden eine ganze Reihe Impfstoffe entwickelt – gegen Tollwut, Typhus, Pest, Tuberkulose, Gelbfieber, Keuchhusten, Grippe und ein paar Erreger mehr. Nicht alle sind gleichermaßen erfolgreich. Bei Typhus fehlt bis heute ein Impfstoff, der wirklich zufriedenstellt. Der gegen Tuberkulose wird wegen mangelnder Wirksamkeit nicht mehr verwendet. Und die jährlich neu zusammengesetzten Grippeimpfstoffe sind auch nicht in jedem Jahr gleich nützlich.

Anfang des 20. Jahrhunderts gelingt auch die Entdeckung sogenannter Toxoid-Impfstoffe. Die krank machenden Gifte, beispielsweise des Tetanus- oder des Diphtherieerregers, werden durch unterschiedliche Verfahren unschädlich gemacht und lösen dann die Bildung von Antikörpern aus. Die Toxoid-Forscher experimentieren damals übrigens mit verschiedenen Mitteln, um die Immunreaktion zu verstärken. Heute macht man das bei Toxoid- und anderen Totimpfstoffen in der Regel mit den bei Impfgegnern verschrienen Aluminiumverbindungen, 1925 setzt man – mit einigem Erfolg – unter anderem Brotkrumen oder Tapioka ein, die Stärke aus den Wurzeln der Maniokpflanze.

Wir überspringen einige Jahrzehnte und wenden uns John Franklin Enders zu, einem Fluglehrer im Ersten Weltkrieg, Wettkampfruderer, Grundstücksmakler, Sportfischer, Millionenerbe, Literaturwissenschaftler und Fachmann für keltische und germanische Sprachen. 1954 gewinnt er den Nobelpreis für Medizin und gilt als »Vater der modernen Impfung«.

Na ja, Enders studiert natürlich zwischendurch auch Bakteriologie und Immunologie, aber er kommt relativ spät zur Naturwissenschaft. In englischer Literatur und teutonischen Sprachen ist er schon ziemlich weit gekommen. Flugzeuge besteigt er nur noch sehr zögerlich, weil er glaubt, er habe sein Luftglück als Air-Force-Ausbilder verbraucht. Er ist aber ein großer Wissenschaftler und – wenn man seinen Zeitgenossen glauben darf – ein sehr netter und vor allem kollegialer Kerl (mit einem kleinen Hut-Tick). Es heißt, niemand seiner Besucher aus der Wissenschaft habe Enders' Labor je verlassen ohne ein Päckchen mit Zellkulturen, Viren oder Nährlösungen unterm Arm. Seine Mumps-Virus-Linien aus den Vierzigerjahren werden heute noch verwendet.

Enders widersetzt sich dem Glauben der damaligen Wissenschaft, das Poliovirus, der Erreger der Kinderlähmung, wachse nur in Nervengewebe. Er und seine Leute experimentieren mit unterschiedlichen Zellkulturen. Und um 1950 gelingt es ihm, in rotierenden Flaschen in großem Maßstab Polioviren zu züchten. Enders setzt sich zur Feier dieses Durchbruchs einen seiner besonderen Hüte für besondere Gelegenheiten auf und spaziert damit durch sein Institut. Er bekommt später zusammen mit zwei zwanzig Jahre jüngeren Mitarbeitern den Nobelpreis für seine Methode zur Polio-Virus-Vermehrung.

Enders hat zwar keinen Impfstoff gefunden (das gelang ihm dafür später bei Masern), aber eine wesentliche Voraussetzung für die Impfstoffentwicklung geschaffen. Plötzlich kann man mit praktisch unbegrenzten Mengen von Viren arbeiten. Und so dauert es nicht mehr lange, bis ein Polioimpfstoff gefunden ist.

Am 26. März 1953 verkündet Jonas Salk in einer US-weit ausgestrahlten Radiosendung, er habe einen wirksamen Impfstoff gegen Kinderlähmung entwickelt und getestet.

Die Resonanz darauf ist ungeheuer. Salk, ein Mediziner und Immunologe an der Universität Pittsburgh, Sohn eines Damenschneiders aus New York, wird als Held gefeiert.

Man muss sich kurz vor Augen führen, welchen Schrecken Polio damals verbreitet. 1952 erkranken in den USA während der schlimmsten Epidemie der amerikanischen Geschichte fast 58.000 Menschen an Kinderlähmung. 3.145 sterben, über 20.000 leiden an Lähmungen. Salk scheint das Land und die Welt von einer Geißel zu befreien. Und tatsächlich gibt es schon zehn Jahre später nur noch einige Hundert Neuinfektionen.

Das ist allerdings nicht allein Salks Verdienst. Um die Entwicklung eines Polioimpfstoffes hat sich vor allem unter amerikanischen Wissenschaftlern ein Wettkampf entwickelt. Die US-Regierung stellt erhebliche Fördermittel bereit. Und beispielsweise Salk hat wohl nicht zuletzt wegen dieser finanziellen Anreize von anderen Krankheiten auf Kinderlähmung umgesattelt.

Im März 1951 gibt es in Hershey (ja, das ist die Stadt, aus der die in den USA sehr beliebten Hershey's Schokoladenriegel kommen) einen Runden Tisch zur Immunisierung gegen Poliomyelitis. So ziemlich alles, was Rang und Namen hat in der Immunologenszene der USA, versammelt sich in dem kleinen Städtchen im südlichen Pennsylvania. Man darf annehmen, dass nicht jedes Detail, das die einzelnen Arbeitsgruppen zu diesem Zeitpunkt über Kinderlähmung und mögliche Impfstoffentwicklungen herausbekommen haben, dort auch offen ausgesprochen wird. Denn die Konkurrenz ist groß.

Hilary Koprowski, ein vollendeter Pianist mit einem Abschluss der Accademia Nazionale di Santa Cecilia in Rom, tritt in Hershey nach der Mittagspause »in einer Atmosphäre postprandialer Müdigkeit« auf – nicht am Klavier, sondern als namhafter Immunologe, der er ebenfalls ist. Er berichtet über seine Impfexperimente, denn Koprowski ist auf dem Weg zu einem oralen Lebendimpfstoff schon ziemlich weit – wahrscheinlich am weitesten von allen. Die Kollegen stellen nach dem Vortrag kaum Fragen, aber es ist wahrscheinlich, dass Koprowski trotz voller Mägen aufmerksam zugehört wird. Später äußert der eine oder andere Kritik an den präsentierten Ideen und zeigt sich befremdet von der »Kühnheit seiner Experimente«, wie Koprowski berichtet.

Der gebürtige Warschauer, 1939 vor den Deutschen aus seinem Heimatland nach Südamerika geflüchtet, forscht inzwischen in den Lederle Laboratories in der Nähe von New York. Er sucht seit Mitte der Vierzigerjahre nach einem Verfahren, wie man lebende Polioviren so schwächen kann, dass sie keine Krankheit mehr auslösen, sich aber als Impfstoff eignen. Er spritzt Polioviren in die Gehirne von Hausmäusen und Hamsterbabys. Schließlich experimentiert er vor allem mit Baumwollratten, einer großen amerikanischen Mäuseart. Die Idee ist, dass die Viren sich dem Mäuseorganismus anpassen, sich weiter vermehren, aber unterwegs ihre krank machende Wirkung beim Menschen verlieren.

Das Verfahren ist nicht sehr appetitlich und vor allem nicht sehr mäusefreundlich. Viren werden in Mäusegehirne injiziert, man wartet ein paar Tage, die Mäusehirne werden in den Mixer gegeben, die Viren isoliert, wieder in Mäuse injiziert und so weiter. Koprowski stellt fest, dass nach siebenfachem Mausdurchgang nur noch Viren übrig sind, die keine Kinderlähmung mehr auslösen. Im Januar 1948 trinkt Koprowski in seinem Labor so einen Mäusehirn-Cocktail.

So viel zur Kühnheit. Aber neben diesem Selbstversuch geht Koprowski auch so weit, geradezu menschenverachtende Tests an Unmündigen durchzuführen. Damals hat das keine öffentliche Debatte ausgelöst. Heute dürfte man niemanden finden, der die Experimente gutheißt, die Koprowski in den folgenden Jahren an geistig behinderten Kindern oder an den Babys der Insassinnen eines Frauengefängnisses durchführt. Am Ende hat Koprowski Erfolge vorzuweisen. Er ist der Erste, der einen stabilen und sicheren Lebendimpfstoff gegen Polio entwickelt. Das Risiko tragen aber vor allem unschuldige, unwissende, nicht einwilligungsfähige Menschen.

Das ist aber nicht der Grund, weshalb er als Wissenschaftler für seine Resultate nicht die Lorbeeren erntet. Salk mit seinem Totimpfstoff und später Albert Sabin (beide Teilnehmer des Runden Tisches von Hershey) sind im Wissenschaftsmarketing cleverer als Koprowski. Salk wird zum Star, auch Sabin wird berühmt. Dessen Lebendimpfstoff wird der Standard für die weltweiten Schluckimpfungen. Auch Sabin stammt übrigens aus Polen. Bemerkenswert ist, dass er mitten im Kalten Krieg Kooperationspartner in der Sowjetunion findet, wo sein Impfstoff millionenfach getestet wird.

Koprowski gewinnt auf fragwürdige Weise wichtige Erkenntnisse und vor allem führt er in den Fünfzigerjahren die ersten erfolgreichen Massenimpfungen in Belgisch-Kongo durch (mit dem unzutreffenden Vorwurf, er habe dadurch Aids verursacht oder verbreitet, haben wir uns im zweiten Kapitel schon beschäftigt). Gegen Ende seines Lebens sagt Koprowski, obwohl die Jagd nach dem Polioimpfstoff »alle Elemente des menschlichen Dramas zeigte, einschließlich Inspiration, Wagemut, Enttäuschung, Streit, Intrigen und vor allem harte Arbeit vieler Menschen, war sie ein wunderbares Abenteuer«. Seit Beginn der Massenimpfungen in den Fünfziger- und Sechzigerjahren ist die Zahl der Neuinfektionen praktisch auf null zurückgegangen. Es gibt pro Jahr nur noch wenige Fälle von Kinderlähmung in Pakistan, Afghanistan und Nigeria.

Allen Erfolgen zum Trotz erhält keiner der drei Männer – Koprowski, Salk und Sabin – für seine Leistungen den Nobelpreis. Aber Hilary Koprowski nimmt im Alter Kompositionsunterricht bei Riccardo Muti.

Fünftes Kapitel,

in dem wir Krankheiten kennenlernen, von denen die meisten von uns noch nie etwas gehört haben, die aber buchstäblich Milliarden Menschen betreffen und bei deren Bekämpfung Impfstoffe eine große Rolle spielen könnten. In dem wir außerdem erfahren, dass die Impfstoffentwicklung stockt, weil Geld fehlt; dass es Impfstoffe gibt, die aber noch nicht genug Menschen erreichen; und dass Menschen wie Melinda und Bill Gates dazu beitragen wollen, dass weniger Kinder an vermeidbaren Infektionskrankheiten sterben.

Am 9. September 2014 schreibt Ellen Johnson Sirleaf einen Brief an die deutsche Bundeskanzlerin. Besser gesagt: Liberias Präsidentin schreibt zehn Briefe – nicht nur an Angela Merkel, sondern auch an die Staats- und Regierungschefs Australiens, Brasiliens, Chinas, Indiens, Japans, Kubas, Russlands, Südafrikas und der USA. In Liberia, einem Staat im Westen Afrikas, ist Ebola ausgebrochen – eine wirklich schlimme Seuche, die bei einem sehr hohen Anteil der Fälle zum Tod führt.

Die Epidemie hat Anfang des Jahres im benachbarten Guinea begonnen und sich dann auf Sierra Leone und Liberia ausgedehnt. Die Krankheit beginnt mit grippeähnlichen Symptomen, dann folgt das sogenannte hämorrhagische Fieber, es kommt zu inneren Blutungen, Blut sickert aus allen Körperöffnungen, die Menschen sterben an einem septischen

Schock und multiplem Organversagen. Die Krankheit ist sehr ansteckend – besonders wenn man mit Körperflüssigkeiten von Erkrankten oder Gestorbenen in Berührung kommt. Oft trifft es Krankenschwestern und die, die die Toten waschen und bestatten.

Als Präsidentin Sirleaf ihre Briefe verschickt, sind bereits Tausende gestorben. Sie hat den Notstand ausgerufen und Grenzen geschlossen. Die WHO prognostiziert Zehntausende weitere Fälle. Liberia verfügt nur über ein marodes Gesundheitssystem. Es fehlt an allem. Und die Seuche tobt in den Großstädten. An vielen Orten bricht Panik aus, der Schatten des Todes liegt über dem Land. Als internationale Helfer sind praktisch nur die Médecins Sans Frontières (MSF), die Ärzte ohne Grenzen, vor Ort.

Die sind es auch, die Sirleaf unter Druck setzen, endlich, endlich internationale Hilfe anzufordern. Die Datei *germany.pdf*, die die Präsidentin an die Bundeskanzlerin mailt, enthält Textbausteine aus dem MSF-Büro. Sirleaf schreibt, die bisherigen Maßnahmen zur Eindämmung der Seuche reichten nicht aus. »In dieser Geschwindigkeit werden wir die Übertragungskette nie unterbrechen, und das Virus wird uns überwältigen.« Sie stellt konkrete Forderungen: mindestens ein mobiles Krankenhaus, Unterstützung für vorhandene Behandlungseinrichtungen, Ausrüstung und Personal.

Der Brief verfehlt seine Wirkung nicht, weder in Deutschland noch bei den anderen Adressaten. Merkel lässt sich von nun an persönlich berichten. Ebola wird Chefinnensache, wie es heißt. Der damalige Staatsminister im Kanzleramt, Helge Braun, ist ausgebildeter Mediziner. Er vermittelt den Nichtmedizinern im Haus den Ernst der Lage und übernimmt die

Koordination. Es ergehen vom Kanzleramt konkrete Aufträge an die zuständigen Ministerien – Auswärtiges Amt, Verteidigung, Gesundheit und Wirtschaftliche Zusammenarbeit. In der Bundesregierung setzt sich die Überzeugung durch, Ebola unterschätzt zu haben, zu spät dran zu sein. Die Berichte, die der Krisenstab im Auswärtigen Amt aus der Ebola-Region erhält, sind dramatisch: Menschen sterben auf den Straßen, die Krankenhäuser sind so überlastet, dass andere Krankheiten nicht mehr behandelt werden können, das öffentliche Leben und die Wirtschaft kommen aus Angst vor Ansteckung völlig zum Erliegen … Die Bundeswehr verlegt ein Lazarett nach Liberia, es gibt Flugzeuge für Evakuierungen, die eingesetzten finanziellen Mittel werden vervielfacht, im Auswärtigen Amt nimmt Botschafter Walter Lindner am 1. Oktober 2014 seine Arbeit als »Sonderbeauftragter Ebola« auf.

Ebola ist für Westafrika eine Katastrophe. Als die Epidemie 2016 als besiegt gilt, sind nach WHO-Zählung fast 30.000 Menschen erkrankt und über 11.000 gestorben. Die Dunkelziffer ist wahrscheinlich deutlich höher. Liberia, Sierra Leone und Guinea leiden bis heute an den Folgen des Ausbruchs, an wirtschaftlichen Problemen, Hunger und Auswanderung. Der volkswirtschaftliche Schaden wird in den ohnehin verarmten Ländern auf mehrere Milliarden Dollar beziffert.

Vier Jahre nach dem Höhepunkt der Epidemie, im Sommer 2018, bricht Ebola im Kongo aus. Das Virus ist dort gewissermaßen zu Hause. 1976 wurde es nach einem Ausbruch im damaligen Zaire erstmals beschrieben. Bis Juni 2019 sind im Nordosten der Demokratischen Republik Kongo mehr als 2000 Menschen erkrankt, deutlich über die Hälfte ist gestorben. Aber es sind nicht Zehntausende, denn diesmal ist die Lage anders: Die Krankheit ist noch nicht in die Millionenstädte vorgedrungen. Und: Es gibt einen Impfstoff. In etwas mehr als einem halben Jahr werden in den betroffenen Regionen über 80.000 Menschen immunisiert. Diesmal mangelt es nicht an einem Impfstoff, sondern an Sicherheit für das medizinische Personal. Es gibt zahlreiche Rebellengruppen, die auch diejenigen angreifen, die die Impfungen vornehmen.

Seit 2018 ist der Impfstoff zugelassen. Er war – damals noch ohne abschließende klinische Tests – in geringerem Umfang auch schon 2014 in Liberia erprobt worden, aber die Epidemie kam zu ihrem Ende, ehe die Tests abgeschlossen waren. Der Impfstoff stammt aus kanadischen Labors. Die Regierung Kanadas hatte ihn nach dem 11. September 2001 zur Abwehr von Anschlägen mit biologischen Waffen entwickeln lassen. Als in Westafrika Ebola ausbrach, vergab Kanada eine Lizenz an die Firma Merck – zu spät jedoch, um den Impfstoff in Liberia, Sierra Leone und Guinea noch wirkungsvoll einsetzen zu können.

An diesem Ablauf sieht man, was sich verbessern muss – nicht nur bei Ebola: Entwicklung, klinische Tests, Zulassung und Verfügbarkeit dürfen nicht nur von den wirtschaftlichen Interessen der Hersteller oder dem nach innen gerichteten politischen Willen der westlichen Regierungen abhängen.

Es gibt viele Krankheiten, gegen die wir heute mithilfe von Impfstoffen vorgehen können. Und wir erkennen jetzt, wie absurd einem die Impfgegnerschaft vorkommen muss, wenn man sieht, wie erfolgreich (und populär) Impfungen in Weltgegenden sind, in denen Armut und Krankheit viel konkretere Bedrohungen darstellen als bei uns. Impfungen gibt es seit Jahrhunderten, aber das Impfen ist nicht Geschichte, sondern eine weltweit sehr aktuelle und erfolgreiche medizinische Maßnahme zur Eindämmung von Infektionskrankheiten. Und es gibt sehr konkrete Hoffnungen, dass Impfungen bald helfen können, Krankheiten zu verdrängen, gegen die heute noch kein Impfstoff existiert. Nicht nur in Entwicklungsländern – auch in der industrialisierten Welt.

Die Pocken sind vor allem dank weltweiter Impfprogramme seit Ende der Siebzigerjahre ausgestorben – *eradicated*, ausgelöscht, wie man im Englischen sagt. Viele wissen nicht, dass nach dem Verschwinden der Pocken die Masern die meisten Kindstode verursachten. In den Achtzigerjahren starben weltweit jedes Jahr zwei Millionen Kinder an dieser sogenannten Kinderkrankheit, von der Impfgegner behaupten, sie sei harmlos. 2017 waren es laut WHO 110.000 Menschen, überwiegend Kinder unter fünf, die die Masern nicht überlebten. Das entspricht zwar einem Rückgang von rund 95 Prozent in den vergangenen vier Jahrzehnten, und doch sind es immer noch zu viele Kinder, die nicht gerettet werden, obwohl es möglich wäre.

In Madagaskar beispielsweise spielt sich seit Herbst 2018 eine echte Masern-Katastrophe ab: Zehntausende sind erkrankt und mehr als tausend Menschen sind bis zum Frühjahr 2019 trotz eines Impf-Notprogramms gestorben – die meisten davon Kinder unter 14 Jahren. Die Menschen sind arm, das Land ist es auch. Es gibt für die Menschen keine verlässliche Gesundheitsversorgung, kaum funktionsfähige Krankenhäuser oder ambulante Einrichtungen. Viele Madagassen konnten sich die Impfungen in der Vergangenheit nicht leisten, und die akuten Impfprogramme kamen oft zu spät. Diese verheerende Masern-Epidemie zeigt auf schreckliche Weise, wie gefährlich diese Erkrankung sein kann.

Auch bei anderen Infektionskrankheiten sind es vor allem Kinder, die hart getroffen werden. In Entwicklungsländern sterben viele immer noch an Lungenentzündungen, die durch Pneumokokken ausgelöst werden, sie überleben schwere Durchfälle nicht, die von Rotaviren hervorgerufen werden, oder sterben an Hirnhautentzündung infolge einer Infektion mit *Haemophilus influenzae* Typ b. Auch Keuchhusten, Wundstarrkrampf und Diphtherie töten immer noch Kinder. Die hier genannten Krankheiten führten 2015 zu einer dreiviertel Million Todesfällen allein bei Kindern im Alter von unter fünf Jahren. Und alle diese Krankheiten (die wir uns im sechsten Kapitel noch ausführlicher ansehen werden) sind durch Impfungen zu verhindern!

Seit dem Jahr 2000 gibt es die Global Alliance for Vaccination and Immunisation – heute kurz: Gavi, die Impfallianz. Sie hat das Ziel, die Impfraten in der Welt zu erhöhen. Gavi arbeitet mit privaten und öffentlichen Geldgebern und mit regionalen Regierungen zusammen. Weil auch Impfstoffhersteller mit von der Partie sind, wird Gavi gelegentlich kritisiert. Zumal sie eine Organisation ist, die die wirtschaftlichen Interessen der Impfstoffhersteller eindeutig anerkennt. Das hat in der Vergangenheit zum Beispiel dazu geführt, dass auch Ärzte ohne Grenzen die öffentlich-private Finanzierungsstrategie angegriffen haben. Aber Gavis Erfolge sind überzeugend. Und in den betroffenen Ländern – beispielsweise im Kongo – arbeiten Ärzte ohne Grenzen eng mit Gavi zusammen. Bis 2018 hat Gavi die Impfung von 700 Millionen Menschen unterstützt und damit nach Schätzungen von Gavi und der WHO zehn Millionen Tode verhindert.

Gavi gäbe es mit ziemlicher Sicherheit nicht ohne das Engagement von Bill und Melinda Gates, den Microsoft-Milliardären, die sich Entwicklungspolitik und die Weltgesundheit zum Ziel ihrer kapitalgestützten Menschenfreundlichkeit gemacht haben. Die Gates-Stiftung stellte Gavi zur Anschubfinanzierung 750 Millionen Dollar zur Verfügung. Wirklich ein Haufen Geld. Und dieses Geld zog weiteres an. In Berlin fand 2015 eine Geberkonferenz für Gavi statt, auf der Bundeskanzlerin Angela Merkel die Schirmherrschaft hatte. Insgesamt wurden 7,5 Milliarden Dollar für die fünf Jahre von 2016 bis 2020 zugesagt – 600 Millionen Euro von Deutschland.

In diesen fünf Jahren will Gavi 300 Millionen Kinder zusätzlich impfen, Pneumokokken- und Rotavirenimpfstoffe weiterverbreiten und dafür sorgen, dass Impfstoffe auch für arme Länder erschwinglich sind. Die Organisation schätzt, dass so fünf bis sechs Millionen Todesfälle durch Infektionskrankheiten vermieden werden können. Den volkswirtschaftlichen Nutzen in den betroffenen Ländern beziffert Gavi auf 80 bis 100 Milliarden Dollar. Medizinische Hilfe für arme Länder ist eine der wirkungsvollsten Arten der Entwicklungshilfe.

Das klingt vielversprechend. Es gibt aber viele Krankheiten auf der Welt, gegen die Impfstoffe fehlen. Und es gibt viele Krankheiten, von denen wir Europäer wenig wissen, die aber Hunderte von Millionen Menschen krank machen, leiden lassen und töten.

Beginnen wir mit den »großen drei«, die noch relativ viel Aufmerksamkeit erhalten: Aids, Malaria und Tuberkulose. Millionen Menschen auf der Welt sind HIV-positiv, das heißt: Sie sind mit dem Virus, das Aids auslöst, infiziert. Allein in Afrika südlich der Sahara leben Schätzungen zufolge über 25 Millionen Menschen mit dem Virus. Viele Kinder werden dort HIV-positiv geboren, weil ihre Mütter die Infektion während der Schwangerschaft oder bei der Geburt auf sie übertragen haben. Eine medikamentöse Behandlung kann den Ausbruch von Aids verzögern oder verhindern, heilt aber nicht endgültig. Vor allem ist diese Therapie immer noch sehr teuer. Das gilt auch für die Stammzelltherapie, die zwar vielversprechend ist, aber noch am Anfang steht.

Seit das HI-Virus gefunden wurde, wird auch nach einem Impfstoff dagegen gesucht. Es gab eine ganze Reihe von Ansätzen, einige erreichten die Phase klinischer Studien – das heißt, sie wurden an Menschen erprobt –, aber bisher hat das alles nicht zum Ziel geführt. Zwar gibt es immer wieder Impfversuche, die zu einer »robusten Immunantwort« führen, was bedeutet, dass der Körper in großer Zahl Antikörper produziert. Aber weil das Virus sich ständig verändert, sich im Immunsystem selbst versteckt und auch sonst viele Tricks auf Lager hat, führen die Antikörper nicht dazu, dass eine Infektion wirklich verhindert und wirksam bekämpft wird.

Malaria ist eine alte Geißel der Menschheit. Sie quält uns bereits seit Jahrtausenden. Die ersten Hochkulturen entstanden nicht zufällig vor allem dort, wo es keine stechend-saugenden Insekten gab, die den Erreger verbreiten konnten. Malaria kommt hauptsächlich in den Tropen und Subtropen vor, wird durch die Anopheles-Mücke übertragen und quält und schwächt zwischen 200 Millionen und einer halben Milliarde Menschen mit ihren Fieberschüben. Die WHO spricht davon, dass jährlich knapp eine halbe Million Menschen an Malaria sterben.

Schon lange wird an der Entwicklung eines Impfstoffs gegen Malaria gearbeitet. Malaria wird nicht durch Bakterien oder Viren hervorgerufen, sondern durch ein winziges Tierchen, den einzelligen Parasiten *Plasmodium*. Trotzdem ist die Entwicklung eines Impfstoffes jedenfalls theoretisch möglich. Antikörpern ist nämlich egal, ob wir einen Erreger als Bakterium, Virus, Pilz, Tier oder Pflanze einstufen. Es gibt mehrere Ansätze – auch von deutschen Wissenschaftlern –, und verschiedene Impfstoffe befinden sich in klinischen Studien. Die Ergebnisse gelten teilweise als »vielversprechend«, bisher wurde aber ein echter Durchbruch nicht vermeldet. Das Problem ist, dass Impfstoffe eine Immunantwort hervorrufen und auch verträglich sind, am Ende aber doch nicht so wirksam sind wie erhofft.

Tuberkulose (Tb oder Tbc) war bis vor Kurzem auch in Europa und der Neuen Welt ein erhebliches Problem. Thomas Manns *Zauberberg* berichtet von der Welt der Davoser Sanatorien, in denen man über lange Zeit und oft erfolglos Tuberkulosekranke behandelte. Das war der Weg der Reichen – die Armen starben ohne Sanatorium, Blut hustend in den feuchten Mietshäusern der Großstädte. In den reichen Ländern spielt Tuberkulose heute keine allzu große Rolle mehr. Die Krankheit ist selten, eine Behandlung mit Antibiotika ist langwierig, aber in der Regel erfolgreich.

Heute ist Tb eindeutig eine Krankheit der Armen. Laut WHO gab es 2017 in den meisten Ländern mit hohem Einkommen weniger als zehn neue Fälle pro 100.000 Einwohner. In Deutschland, Österreich und der Schweiz sind es sechs bis sieben. Aber in Ländern wie Mosambik, den Philippinen und Südafrika erkranken Jahr für Jahr mehr als 500 von 100.000 Einwohnern.

Man nimmt an, dass ein Drittel der Weltbevölkerung den Tb-Erreger in sich trägt. Zehn Millionen Menschen entwickeln die Krankheit jedes Jahr neu. Laut WHO ist Tuberkulose die häufigste Todesursache, die auf einen einzelnen Erreger zurückzuführen ist. Im *Global Tuberculosis Report* heißt es, »2017 verursachte die Tb schätzungsweise 1,3 Millionen Todesfälle unter HIV-negativen Menschen und weitere 300.000 Todesfälle unter HIV-positiven Menschen«. Daran sieht man: Die Immunschwäche macht besonders anfällig für die weitverbreiteten Tuberkel-Bakterien.

Es gibt zwar einen Impfstoff, Bacillus Calmette-Guérin, kurz: BCG, der bereits vor einem Jahrhundert entwickelt wurde. Das Problem ist aber: Er ist nicht sehr wirksam, und Komplikationen sind so häufig, dass die STIKO in Deutschland BCG nicht mehr empfiehlt. Vor allem in den Tropen ist die Wirksamkeit von BCG gering, weil viele Menschen bereits Antikörper in sich tragen, die eine Immunantwort auf den Impfstoff abschwächen oder verhindern. Es bräuchte also dringend einen neuen, effektiven Impfstoff, aber entsprechende Entwicklungen laufen langsam. Zwölf neue Impfstoffe sind aktuell in der klinischen Testphase, aber noch ist keiner im Ziel.

Die WHO hat eine End-Tb-Strategie ausgerufen: Bis 2030 soll die Zahl der Todesfälle gegenüber 2015 um 90 Prozent, die der Neuerkrankungen um 80 Prozent verringert werden. Dazu, sagt die Weltgesundheitsorganisation, bräuchte es pro Jahr Forschungsmittel in Höhe von zwei Milliarden Dollar. Nur gut ein Drittel davon steht tatsächlich zur Verfügung.

So viel zu den drei besonders katastrophalen Erregern, gegen die es keine oder nur uneffektive Impfstoffe gibt. Jetzt wenden wir uns Krankheiten zu, von denen Sie wahrscheinlich noch nie gehört haben. Sie stehen auf einer Liste von 17 Krankheiten, die gemeinhin als vernachlässigte Tropenkrankheiten oder Neglected Tropical Diseases (NTDs) geführt werden. Die WHO nennt sie »die alten Krankheiten der Armut«. Sie heißen: Humane Afrikanische Trypanosomiasis (auch Afrikanische Schlafkrankheit), Buruli-Krankheit, Chagas-Krankheit (auch Amerikanische Schlafkrankheit), Dengue, Drakunkulose/Dracontiasis (Medina-/Guineawurm), Echinokokkose (Hunde- und Fuchsbandwurm), Endemische Treponematosen (Frambösie, Bejel, Pinta), Geohelminthosen, Leishmaniose (Leishmaniasis), Lepra, Lymphatische Filariose (Elephantiasis), Onchozerkose (Flussblindheit), Schistosomiasis (Bilharziose), Täniose/Zystizerkose (Schweinebandwurm), Tollwut, Trachom sowie Trematoden-Infektionen (durch Nahrungsmittel).

Das klingt alles exotisch, nach Tropenhelm und gruseligen Expeditionsgeschichten. Aber diese Krankheiten mit den sonderbaren Namen sind ganz aktuell für sehr viele Menschen ein schreckliches Schicksal. Weltweit leidet *eine Milliarde Menschen* – die ärmste Milliarde der Weltbevölkerung – an mindestens einer dieser Krankheiten. Sie werden fast alle von Parasiten verursacht. Oft sind es fiese Platt- oder Fadenwürmer, die zum Teil unglaublich groß werden können. Dieser Befall führt mittelbar zu Unterernährung, weil die Würmer im Darm »mitessen« oder Blut saugen. Das macht die betroffenen Menschen, oft Kinder, anfälliger für andere Infektionskrankheiten. Wer zum Beispiel an Elephantiasis leidet, einer Wurmerkrankung, die die Gliedmaßen grotesk anschwellen lässt, hat ein deutlich höheres Risiko, sich auch mit dem HI-Virus anzustecken und Aids zu bekommen. Bei einem unterernährten Kind verlaufen beispielsweise die Masern heftiger und die Wahrscheinlichkeit für Komplikationen steigt. NTDs machen die Menschen zu krank, um zur Arbeit zu gehen. Sie gefährden Schwangerschaften und beeinträchtigen die geistige Entwicklung von Kindern. NTDs befallen arme Menschen und verhindern, dass sie sich aus ihrer Armut befreien.

Peter Hotez, den freundlichen Wissenschaftler mit der Fliege, haben wir im zweiten Kapitel schon kennengelernt, als er sich mit den Anti-Vaxxern herumschlug. Hier begegnen wir ihm in seinem eigentlichen Beruf wieder: Er entwickelt Impfstoffe gegen NTDs. Das ist ein mühsames Geschäft. Zum Beispiel arbeitet er seit vielen Jahren an einem Impfstoff gegen den Hakenwurm, eine der Geohelminthosen – also der Krankheiten, die durch in der Erde lebende Fadenwürmer verursacht werden. Ihre Larven warten im Boden, bis sie einen geeigneten Fuß finden, in den sie sich bohren können. Hakenwürmer stehen auf der »Hitliste« der NTDs ziemlich weit oben: Hunderte Millionen Menschen leiden unter diesem Wurmbefall, der sie schwächt, manche apathisch macht. Angeblich sterben 60.000 Menschen pro Jahr an den Folgen eines Hakenwurmbefalls.

Hotez sagt, nicht nur humanitäre Gründe sprechen für die Bekämpfung der vernachlässigten Krankheiten, sondern auch wirtschaftliche. »Die Behandlung dieser Krankheiten oder die Prävention durch Impfstoffe ist eine sehr wirksame Maßnahme zur Bekämpfung der Armut.« Hotez spricht daher von »antipoverty vaccines« – Impfungen gegen Armut. Schon vor Jahren hat er in Fachblättern über Impfstoffe gegen Hakenwurmbefall, Leishmaniose und Bilharziose geschrieben. Und darüber, dass es denkbar sei, mit neuen gentechnischen Methoden auch Impfstoffe gegen eine ganze Reihe weiterer NTDs zu entwickeln.

Gegen das Dengue-Fieber gibt es einen Impfstoff, aber wir haben im zweiten Kapitel bereits von den Problemen erfahren, die es damit gibt. Gegen manche Bandwürmer kann man die Nutztiere – Schafe, Schweine, Hunde – impfen und so verhindern, dass der Parasit auf den Menschen überspringt. Es gibt Impfstoffkandidaten für die Chagas-Krankheit, Leishmaniose, Lepra, die Flussblindheit und Bilharziose. Aber klinische Tests haben noch nicht begonnen oder sind noch nicht abgeschlossen.

Es ist ein steiniger Weg, die NTDs, die eine Milliarde Menschen quälen, zurückzudrängen und schließlich zu besiegen. Aber es gibt Fortschritte bei ihrer Bekämpfung – nicht nur durch die Entwicklung von Impfstoffen, aber sie spielen eine wichtige Rolle.

Leider nur sehr bescheidene Hoffnung gibt es bei der Bekämpfung – oder besser Vermeidung – der chronischen rheumatischen Herzerkrankung. Das ist eine Entzündung auf der Innenseite des Herzens, eine Endokarditis, die einer Erkrankung an rheumatischem Fieber (rheumatic heart disease) folgt. Es geht meistens los mit einer Infektion mit A-Streptokokken (eine Bakteriengruppe, die zum Beispiel Scharlach auslöst). Die bakterielle Erkrankung selbst ist nicht so dramatisch, kann aber später zu Herzschädigungen führen – vor allem zu Beschädigungen der Herzklappen, die sich nur noch operativ behandeln lassen.

Es ist wieder das Gleiche: Im reichen Norden kommt das nicht mehr so oft vor, weil eitrige Halsentzündungen schnell und effektiv mit Penicillin oder ähnlichen Antibiotika behandelt werden. In vielen afrikanischen Ländern ist das aber nicht der Fall. Kinder und Erwachsene haben keinen Zugang zu ärztlicher Behandlung und Medikamenten. Die Folge ist, dass Millionen Menschen an geschwächten Herzen leiden. Man schätzt, dass 2015 über 300.000 Menschen an rheumatischen Herzerkrankungen nach Streptokokken-Infektion starben. Das betraf vor allem Menschen in Ozeanien, Südasien und Zentralafrika. Über 30 Millionen Menschen leiden an solchen rheumatischen Herzerkrankungen!

Im dritten Kapitel, als es um die immunologischen Grundlagen des Impfens ging, war schon die Rede davon, dass es in den Sechzigerjahren Probleme mit der Entwicklung eines Impfstoffes gegen A-Streptokokken gab. Ein vielversprechender Impfstoff löste in einigen Fällen eine Autoimmunerkrankung aus. Lange steckte die Entwicklung mehr oder weniger in der Sackgasse. Im 21. Jahrhundert gibt es nun eine ganze Reihe von Fortschritten, einige Impfstoffe befinden sich in der klinischen Prüfung, noch mehr werden in Zellkulturen oder Tierversuchen getestet. Immer mal wieder melden Arbeitsgruppen vielversprechende Ergebnisse, aber es gibt keinen Durchbruch.

In einem großen wissenschaftlichen Übersichtsartikel zur Entwicklung eines Impfstoffes gegen A-Streptokokken, der 2016 vom University of Oklahoma Health Sciences Center veröffentlicht wurde, werden die Hindernisse als groß, aber nicht unüberwindlich eingeschätzt. Ein großes Problem aber sei »die Tatsache, dass 95 Prozent aller schweren Erkrankungen in Ländern mit niedrigem und mittlerem Einkommen auftreten«. Und hier sei für die Impfstoffhersteller keine ausreichende Rentabilität zu erwarten. »Das *Return on Investment* reicht voraussichtlich nicht aus, um die Entwicklungskosten zu decken.«

Wenn es nach rein marktwirtschaftlichen Grundsätzen geht, scheitert die Bekämpfung der Krankheiten der Armen.

So war es auch bei Ebola, wie wir zu Beginn dieses Kapitels gesehen haben. Ebola ist eine Krankheit, die zwar sehr dramatisch verläuft, aber insgesamt im Vergleich zu anderen Infektionskrankheiten nur selten auftritt. Und deshalb gab es lange auch keinen »Markt« für einen Impfstoff. Erst die Angst vor Bio-Waffen löste im Westen die Forschung aus und die Bereitschaft, größere Ressourcen in die Impfstoffentwicklung zu investieren. Aber als die Seuche in Afrika ausbrach und Ellen Johnson Sirleaf ihre Briefe verschickte, war der Impfstoff weder ausreichend getestet noch zugelassen und schon gar nicht in ausreichender Menge produziert.

Unter dem Eindruck des Ausbruchs in Westafrika schloss Gavi eine Vereinbarung mit den Herstellern. Die Allianz erklärte sich bereit, eine bestimmte Menge von Impfdosen abzunehmen, wenn der Impfstoff bis zu einem bestimmten Datum lizensiert und von der WHO für Notfalleinsätze zugelassen sein würde. Merck stimmte zu und schloss mit Gavi einen Vertrag über fünf Millionen Dollar für künftige, lizensierte Impfdosen. 300.000 Testdosen sollten allerdings gleich für den Fall eines Ausbruchs zur Verfügung stehen. 100.000 Dosen davon sollten innerhalb von fünf Tagen versandt werden können. Und dieser Impfstoff war es, der später im Kongo zum Einsatz kam.

Sechstes Kapitel,

in dem wir daran erinnert werden, dass es auch vor fünfzig Jahren alles andere als lustig war, sogenannte Kinderkrankheiten wie Masern oder Mumps zu bekommen – von Diphtherie oder einem Wundstarrkrampf ganz zu schweigen. Und in dem wir von Fällen hören, in denen heute mitten in Deutschland Menschen an solchen Krankheiten sterben, weil zu vielen das Impfen lästig oder unheimlich geworden ist.

In der Verwandtschaft erzählt man sich folgende Geschichte: Zwei Brüder wuchsen in den Fünfzigerjahren in einer norddeutschen Kleinstadt auf. Als Fälle von Kinderlähmung, Poliomyelitis, in der Gegend auftraten, entschieden die Eltern, die beiden Jungen auf die ostfriesische Insel Langeoog zu schicken, bis die Infektionswelle über die Stadt hinweggegangen war. Das war damals kein ungewöhnliches Vorgehen und wahrscheinlich – trotz der schmerzhaften Trennung – eine kluge Entscheidung. Einige Wochen später kehrten die beiden zurück. Vielleicht haben sie von der Nordsee einen Schnupfen mitgebracht, sonst waren sie jedenfalls gesund. Aber ein zu Hause gebliebener Nachbarsjunge hatte sich mit Polio infiziert. Er zog fortan ein Bein nach. Und wenn er nicht gestorben ist, dann tut er das noch heute.

Kinderlähmung kennen wir kaum noch, Babys und Kleinkinder werden aber sinnvollerweise weiterhin standardmäßig dagegen geimpft. Diphtherie ist noch so eine Krankheit, die nach Krieg und Hungerwinter klingt. Kinder erhalten im ersten Lebensjahr vier Impfungen gegen diese beiden Erreger sowie gegen vier weitere Infektionskrankheiten. Zum ersten Mal im Alter von zwei Monaten, dann erneut mit drei, vier und schließlich mit elf bis vierzehn Monaten.

So empfiehlt es in Deutschland die Ständige Impfkommission (STIKO), in der Schweiz die Eidgenössische Kommission für Impffragen (EKIF) und in Österreich das Nationale Impfgremium. Deren gesetzliche Aufgabe ist es, einen Impfstandard festzulegen, der für den Einzelnen und für die Bevölkerung insgesamt gut ist. Und der über die Gesetzliche Krankenversicherung, die Obligatorische Krankenpflegeversicherung beziehungsweise das kostenfreie Impfprogramm finanzierbar ist.

Manche Krankheiten – wie Polio – sind tatsächlich fast ausgestorben. Andere – wie Diphtherie – würden ohne weitere Impfungen schnell wiederkehren. Um einen Überblick zu liefern, wofür oder vielmehr wogegen die Impfungen gut sind, stellen wir die Krankheiten vor. Erst die sechs aus der Sechsfachimpfung (Polio, Tetanus, Diphtherie, Pertussis, Hib und Hepatitis B), dann die vier sogenannten »Kinderkrankheiten« (Masern, Mumps, Röteln, Windpocken) und abschließend noch fünf weitere, die auf der Liste der STIKO stehen (Pneumokokken, Rotaviren, Meningokokken C, HPV und Grippe).

Poliomyelitis

Polio war ein Horror für alle Familien. In den Fünfzigerjahren des 20. Jahrhunderts wurden jährlich in ganz Deutschland

Tausende Poliofälle gemeldet. Die Bedrohung war sehr konkret und sie betraf fast ausschließlich Kinder.

Das Virus befällt die Motoneuronen, das sind die Nervenzellen, die für die Steuerung der Muskeln zuständig sind. Viele Fälle endeten mit Lähmungen, Wachstumsstörungen, aber auch mit dem Tod, wenn die Lähmungen die Atemmuskulatur erreichten. Die Eiserne Lunge – ein Ungetüm von Maschine, das aussieht wie ein metallener Sarg, aus dem am Ende lediglich der Kopf des Patienten herausschaut – wurde vor knapp hundert Jahren erfunden, um Kinder zu retten, die unter einer solchen Atemlähmung litten. In Australien hat eine poliokranke Frau mehr als sechzig Jahre in einer Eisernen Lunge gelebt.

Wenn man sich vor Augen führt, dass die Krankheit bei 90 Prozent der Infizierten ohne Symptome verläuft und daher vielfach unentdeckt und ungemeldet blieb, wird klar, wie verbreitet der Erreger damals war.

Franklin D. Roosevelt (der US-Präsident), Margarete Steiff (die mit den Teddys) oder Ian Dury (»Sex and Drugs and Rock and Roll«) litten an den Spätfolgen der Kinderlähmung. Auch die mexikanische Malerin Frida Kahlo und der US-amerikanische Regisseur Francis Ford Coppola (»Der Pate«, »Apocalypse Now«). Hildegard Knef musste nach einer Erkrankung als Kind das Gehen wieder lernen – von »Gummibeinen« schreibt sie in ihren Erinnerungen.

Der amerikanische Schriftsteller Philip Roth schildert in *Nemesis* die Auswirkungen einer fürchterlichen Polioepidemie in seiner Heimatstadt Newark. Es ist die entsetzlich traurige Geschichte des Sportlehrers Bucky Cantor und der ihm anvertrauten Kinder auf einem sommerlichen Sportplatz.

Sie sind der Epidemie schutzlos ausgeliefert und tragen ihr Leben lang auf unterschiedliche Weise an ihren Folgen. Wer das Buch gelesen hat, zweifelt nicht daran, dass Impfungen eine großartige Sache sind.

Zu dem Roman wurde Roth übrigens von der Schauspielerin Mia Farrow inspiriert, die als Neunjährige an Polio erkrankt war. Kinderlähmung war keine seltene Krankheit, sondern eine, die einem im Alltag, auf der Straße, in der Schule oder im Kollegenkreis begegnete. Und vor der man wirklich Angst hatte.

Seit Anfang der Sechzigerjahre musste man den Infektionswellen nicht mehr durch Kinderlandverschickung entkommen, sondern konnte sich auf einen neuen Impfstoff verlassen (die Geschichte von Koprowski, Salk und Sabin ist im vierten Kapitel nachzulesen). In der DDR wurde ab 1960 flächendeckend geimpft. Im Westen zwei Jahre später. Bis dahin galt die Bundesrepublik als »Paradies für die Polio«, wie der *Spiegel* 1962 schrieb. Alle Nachbarländer waren mit der Polioimpfung viel weiter. Die Impfkampagne unter dem Slogan »Schluckimpfung ist süß – Kinderlähmung ist grausam« war dann aber ein Riesenerfolg. Die Zahl der Erkrankungen ging sehr schnell drastisch zurück.

Ab Mitte der Sechzigerjahre traten nur noch einzelne Fälle auf. 1990 gab es die letzte nachgewiesene Infektion in Deutschland, zwei Jahre später noch einmal zwei Fälle, die aber aus dem Ausland eingeschleppt waren. In Österreich wurde der letzte Fall 1980 gemeldet, in der Schweiz 1982. In Europa ist Polio derzeit abgemeldet.

Der Polioimpfstoff wird bei uns heute injiziert, nicht mehr auf einem Zuckerwürfel geschluckt. Er hat sich auch verändert. Heute impft man bei uns mit einem Totimpfstoff. Bei der Schluckimpfung wurde noch ein Lebendimpfstoff verabreicht, der abgeschwächte Poliomyelitis-Viren enthielt. Diese Methode ist zwar sehr wirksam, schmerzlos und hat den Vorteil, dass man kein medizinisches Personal und keine hohen Hygienestandards braucht. Einen Zuckerwürfel mit einem Tröpfchen Impfstoff kann im Grunde jeder verabreichen.

Die Sache hat aber auch einen entscheidenden Nachteil: Wer intakte Viren aufnimmt, scheidet möglicherweise auch intakte Viren wieder aus. Unter ungünstigen Umständen können die – anders als ihre leblosen Vettern aus dem Totimpfstoff – bei anderen Menschen die Krankheit wieder auslösen. Das ist nun gerade nicht das, was man möchte. Und deswegen wird dieser Impfstoff heute in Mitteleuropa nicht mehr verwendet.

Laut WHO wurden in den vergangenen zwanzig Jahren mehr als drei Milliarden Kinder gegen Polio geimpft. Polio ist weltweit fast ausgerottet – aber eben nicht ganz. Von den drei bekannten Virustypen gilt einer (Typ »Lansing«) als wahrscheinlich ausgelöscht, und einer (»Leon«) ist ebenfalls seit Jahren nirgendwo mehr nachgewiesen worden. Der dritte Typ wurde nach einer einstmals infizierten Schimpansin »Brunhilde« benannt. Die WHO hat es sich zum Ziel gesetzt, auch Brunhilde vollkommen verschwinden zu lassen. Dann wäre Polio wirklich Geschichte.

Das ist kein unrealistisches Ziel, weil sich der Erreger nur in Menschen (und ein paar Affenarten) vermehren kann und auch nur von Mensch zu Mensch weitergegeben wird. So war es auch bei den Pocken, die tatsächlich seit 1975 nirgends mehr aufgetaucht sind und ganz offiziell als ausgelöscht gelten.

Bei der Kinderlähmung ist es noch nicht ganz so weit. In Afghanistan, Pakistan und Nigeria treten immer noch Fälle auf – laut WHO 2018 insgesamt 33. In Syrien kam es 2013 während des Bürgerkriegs zu Neuerkrankungen, obwohl in dem Land vorher fünfzehn Jahre lang keine Infektion mehr gemeldet worden war.

Und 2015 traten sogar in Europa, in der krisen- und kriegsgeschüttelten Ukraine, zwei neue Fälle auf. Dort zirkulierten, wie sich die Fachleute ausdrücken, von Lebendimpfstoffen abgeleitete Polioviren. Es war also genau der Fall eingetreten, den man anderswo mit der Umstellung auf einen Totimpfstoff vermeiden konnte.

Die WHO warnt, das Virus könne »leicht in poliofreie Länder importiert werden und sich schnell unter nicht immunisierten Bevölkerungen verbreiten«. Deswegen wird auch heute in Deutschland noch gegen die Kinderlähmung geimpft. Wer seine Kinder gegen Polio impfen lässt, beteiligt sich an dem großartigen Projekt, die gefährliche und vielfach tödlich verlaufende Krankheit verschwinden zu lassen.

Ein Scheitern dieses Vorhabens könnte nach Einschätzung der WHO innerhalb von zehn Jahren weltweit zu bis zu 200.000 neuen Fällen führen. Jedes Jahr. Das gilt natürlich vor allem dann, wenn wir vorzeitig aufhören würden, gegen Polio zu impfen.

Es ist die klassische Falle: Die Gefahr scheint vorüber, und wir fallen in eine heitere, aber unbegründete Sorglosigkeit. Briten und Amerikaner sprechen in solchen Fällen von einem *lack of concern*. Und deswegen kommt es jetzt darauf an, das

Bewusstsein für die Sinnhaftigkeit des Vorhabens aufrechtzuerhalten – auch wenn die Krankheit aus unserem Leben schon so gut wie verschwunden ist.

Tetanus

Clostridien sind interessante kleine Zeitgenossen. Die Bakterien dieser Gattung haben sich darauf spezialisiert, Giftstoffe zu produzieren, die nicht nur für Tetanus, den Wundstarrkrampf, sondern für eine ganze Reihe wirklich fieser Erkrankungen beziehungsweise Vergiftungen verantwortlich sind.

Clostridium botulinum beispielsweise lebt in Konservenbüchsen, produziert das gemeine Wurstgift, das den sogenannten Botulismus auslöst. Nur so viel: Erst kann man nicht richtig gucken, dann bekommt man irren Durst, dann setzen die Lähmungserscheinungen ein, die Kotzerei, die Krämpfe, der Durchfall. Am Ende bleibt entweder das Herz stehen oder die Atemmuskulatur ist gelähmt und man erstickt. Es gibt ein Gegengift, aber Botulismus führt immer noch bei 10 bis 15 Prozent der Infektionen zum Tod. Wer es überlebt, erholt sich nur sehr langsam.

Die Sache ist erfreulicherweise etwas aus der Mode gekommen, seit die Lebensmittelindustrie das Eindosen und Einkochen besser im Griff hat. Allerdings interessieren sich die Hersteller von Kampfstoffen brennend für Clostridien. Und die Kosmetik. Die lähmende Wirkung des Botulinumtoxins, kurz: Botox, wird eingesetzt, um Falten vorübergehend zu glätten. Das ist allerdings nicht ganz ungefährlich. Es gibt überdies aber auch eine nützliche medizinische Anwendung: Botox kann eingesetzt werden, um spastische Lähmungen zu lösen.

Das Botulinumtoxin ist mit Abstand die giftigste Substanz überhaupt. Winzigste Mengen sind tödlich. Theoretisch reicht ein Gramm aus, um mehr als zehn Millionen Menschen zu töten.

Andere Arten dieser Bakteriengattung verursachen unangenehme Wundinfektionen, den sogenannten Gasbrand. Gucken Sie sich die Bilder lieber nicht an, die man davon im Internet finden kann. Und *Clostridium difficile* ist einer der beliebtesten Krankenhauskeime. Kurz: Wenn Sie einem Clostridium begegnen, winken Sie von Ferne und machen einen großen Bogen drum herum.

Aber wir sind abgeschweift. Es geht uns ja nicht ums Wurstgift oder Botox, sondern um Tetanus, verursacht von *Clostridium tetani*. Und es ist in Wahrheit nicht so leicht, dem aus dem Weg zu gehen. Clostridien sind buchstäblich überall zu finden – beispielsweise in der Erde. Und deswegen ist jeder, der sich draußen bewegt, buddelt, im Garten arbeitet, mit Sandförmchen oder Fußball spielt, gefährdet.

In den Sechzigerjahren starben in Deutschland jährlich deutlich mehr als hundert Menschen an Tetanus. Heute gibt es nur noch etwa zehn bis fünfzehn Erkrankungen pro Jahr. Der Rückgang lässt sich vor allem damit erklären, dass Kinder im Rahmen der Sechsfachimpfungen auch gegen Tetanus geimpft werden. Deswegen trifft es heute vor allem ungeimpfte ältere Menschen – Rentnerinnen und Rentner zum Beispiel, die sich bei der Gartenarbeit verletzen.

Die Tetanus-Toxine breiten sich langsam entlang der Nerven aus und erreichen so auch Rückenmark und Gehirn. Die Betroffenen bekommen anhaltende Krämpfe im Rücken und zuckende Krämpfe in Armen und Beinen. Ein Symptom ist der *risus sardonicus*, das sardonische Lachen, ein Gesichtskrampf, der wie ein eingefrorenes Grinsen wirkt. Ist aber nicht lustig. Und lustig ist es auch nicht, dass man alles unmittelbar mitbekommt. Die Betroffenen sind nämlich bei vollem Bewusstsein. Trotz intensiver Krankenhausbehandlung sterben 10 bis 20 Prozent der Erkrankten.

Geimpfte Kinder sind hingegen gut geschützt. Erwachsene sollten sich daran erinnern, dass ihnen schon mehrfach gesagt wurde, dass sie alle zehn Jahre ihren Tetanusimpfschutz auffrischen sollten. Und wer sich beim Umgraben mit dem Spaten in den Fuß hackt, sollte zum Arzt gehen.

Wer sich akut verletzt und nicht geimpft ist, bekommt ein Immunglobulin, also Tetanus-Antikörper gespritzt. Das hilft aber nicht immer – vor allem nicht, wenn die Infektion schon etwas länger zurückliegt. Rechtzeitig und regelmäßig impfen ist viel besser.

Diphtherie

Diphtherie war ein echter Killer. Die Menschen nannten sie den »Würgeengel der Kinder«. In den Kriegsjahren 1941 bis 1945 starben in Deutschland jeweils mehr als 12.000 Kinder an der Krankheit, die die oberen Atemwege befällt. In den Kriegsjahren 1915 bis 1918 waren es zwischen 17.000 und 23.000. Dabei hatte Emil von Behring schon 1901 den Nobelpreis für Medizin erhalten – unter anderem, weil er den Diphtherieerreger isoliert und den passenden Impfstoff entwickelt hatte.

Aber lange Jahre starben noch viele Kinder an Diphtherie. Richtig vorbei ist das erst seit den Sechzigerjahren. Seitdem gibt es allenfalls vereinzelte Infektionen, aber kaum noch Todesfälle. Dass sich das schnell ändern kann, wenn die Impfquoten zurückgehen und sich die medizinische Versorgung verschlechtert, konnte man in den Neunzigerjahren in den Ländern der untergegangenen Sowjetunion sehen. Dort traten plötzlich wieder Zehntausende Diphtheriefälle auf, weil mit dem politischen auch das Gesundheitssystem zusammenbrach.

Kinder, die sich infizieren, bekommen schlimme Nasen- und Halsentzündungen. Das Toxin des Diphtherieerregers *Corynebacterium diphtheriae* zersetzt das Gewebe. Es entstehen typische bräunliche Beläge im Kehlkopf und in der Luftröhre, die zu Atemnot bis zur Erstickung führen. Klassische Komplikationen sind eine Herzmuskel- und eine Nervenentzündung. Es kann zu Herzversagen oder zu einer Lungenentzündung mit Todesfolge kommen.

Im Prinzip lässt sich der Diphtherieerreger wirkungsvoll mit Antibiotika bekämpfen. Gegen Bakterien wirkt – anders als gegen Viren – beispielsweise Penicillin. Das Problem ist nur, dass es hier sehr auf die Zeit ankommt. Eine nicht ernst genommene Infektion oder eine falsche Diagnose auf eine deutlich harmlosere Angina kann zur Folge haben, dass das Gift des Bakteriums bereits schlimme Schäden an den inneren Organen verursacht. Deswegen wartet man bei Diphtherieverdacht gar nicht erst auf einen sicheren Laborbefund, sondern gibt zusätzlich zum Antibiotikum sofort das ursprünglich von Behring entwickelte Antitoxin, ein Gegengift, das das Diphtherietoxin neutralisiert – vorausgesetzt, es hat sich nicht bereits an den Zellen der Organe festgesetzt.

Es ist schön, dass es Diphtherie bei uns praktisch nicht mehr gibt. Und so sollte es auch bleiben. Erwachsene brauchen übrigens alle zehn Jahre eine Auffrischung der Impfung.

Pertussis

Pertussis heißt auf Deutsch Keuchhusten. Eine Freundin erkrankte Mitte der Achtzigerjahre daran – ihr Bruder und ihr Vater mit ihr. Die Familie hatte sehr wahrscheinlich die auch damals schon übliche Impfung abgelehnt. Alle drei waren sechs Wochen krank.

Die Symptome sind Husten bis zum Kotzen, und das Tag und Nacht, wochenlang. Bei vielen platzen beim Husten Gefäße in den Augen. Manchmal ist künstliche Beatmung nötig, weil die Patienten keine Luft mehr bekommen. Für Säuglinge ist das schnell lebensgefährlich. Einer von tausend Erkrankten stirbt – meistens trifft es sehr, sehr junge Menschen.

Kinder und Erwachsene sind heute üblicherweise durch die Impfungen gut geschützt. Allerdings sollten auch Erwachsene ihren Impfstatus prüfen und gegebenenfalls eine Auffrischung erhalten. Das gilt vor allem für Ältere, zum Beispiel für die Großeltern unter den Leserinnen und Lesern dieses Buches. Denn es gibt leider immer wieder regelrechte Ausbrüche von Keuchhusten in Pflegeheimen, weil viele alte Menschen nie gegen Pertussis geimpft wurden. Das ist dann besonders gefährlich, wenn die behandelnden Ärzte die Infektion nicht erkennen. Und das passiert außerhalb von Kinderarztpraxen gar nicht so selten.

Der Erreger wird nur von Mensch zu Mensch weitergegeben – durch Küssen, Sprechen, Anniesen, die klassische

Tröpfcheninfektion. Keuchhusten ließe sich theoretisch durch konsequentes Impfen ausrotten – so wie es bei den Pocken geklappt hat und wie es bei der Kinderlähmung hoffentlich bald gelingt. Wir sind aber leider noch ziemlich weit davon entfernt. Der Impfschutz ist hoch, aber er hält nicht ewig. Die Impfung muss – zusammen mit Tetanus und Diphtherie – alle zehn Jahre aufgefrischt werden.

In Ostdeutschland stieg die Zahl der Keuchhustenfälle nach der Wiedervereinigung sogar wieder an. Die DDR-Impfpflicht war aufgehoben, und das führte schnell zu einem spürbaren Absinken des Impfschutzes bei Kindern. 2017 gab es in Deutschland gut 16.000 gemeldete Fälle, weltweit viele Millionen.

Haemophilus influenzae Typ b (Hib)

Hämo… was? Infektionen mit *Haemophilus influenzae* vom Typ b haben marketingmäßig irgendwas falsch gemacht. Kaum ein Mensch kennt die Krankheit, die Fachleute abgekürzt »Hib« nennen.

Aber Hib ist auch nicht so schön als eigenständige Krankheit zu erkennen wie Polio, Tetanus oder Masern. Hib-Infizierte bekommen gewissermaßen mehrere Krankheiten gleichzeitig: Hals-, Nebenhöhlen-, Mittelohr- und Lungenentzündungen. Wenn sich der Kehldeckel entzündet, droht Erstickung. Wenn es zu einer Hirnhautentzündung kommt, ist – vorausgesetzt, man überlebt die Geschichte – mit einer Beschädigung des Gehörs oder der Sehfähigkeit zu rechnen oder mit körperlicher und geistiger Behinderung.

Hib ist – wenn man so will – eine echte Kinderkrankheit,

denn fast ausschließlich Kinder jünger als fünf Jahre sind oder waren davon betroffen. Bevor 1990 ein Impfstoff zur Verfügung stand, waren es weltweit Millionen. Die WHO schätzt, dass noch im Jahr 2000 zwischen 250.000 und einer halben Million Kinder an den Folgen einer Hib-Infektion starben.

Diese Zahlen sind seitdem deutlich zurückgegangen. Heute sind weltweit mehr als 70 Prozent der Kinder gegen Hib geimpft. Bei uns liegt die Quote noch höher. Das hat dazu geführt, dass in Mitteleuropa heute nahezu ausschließlich ältere Menschen erkranken und auch daran sterben können. 2016 starben allerdings auch zwei Kleinkinder in Deutschland an Hib – eines war gar nicht, das andere unvollständig geimpft.

Hib kommt heute glücklicherweise selten vor – aber nicht so selten wie Polio oder Tetanus. Tatsächlich steigen in Deutschland die Zahlen einer Infektion mit *Haemophilus influenzae* seit Jahren auf niedrigem Niveau wieder kontinuierlich an. Es ist aber noch unklar, woran das liegt. Möglicherweise handelt es sich um Fälle, in denen nicht Typ b, sondern ein anderer Vertreter aus dem Erregerspektrum zuschlägt.

Hepatitis B

Hepatitis B ist eine der häufigsten Viruserkrankungen überhaupt. Hunderte Millionen Menschen haben die Krankheit durchgemacht oder leiden an ihr. Die meisten Fälle gibt es in Asien und Afrika.

Bei uns ist diese Erkrankung der Leber nicht so häufig. Allerdings sind die Zahlen in den vergangenen Jahren gestiegen, weil Menschen aus dem Mittleren Osten die Infektion mitgebracht haben.

Das Hepatitisvirus wird durch Speichel, Blut oder andere Körperflüssigkeiten übertragen. Junkies sind häufig betroffen, es wird durch ungeschützten Sex weitergegeben – also Dinge, die Erwachsene tun. Kinder können mit der Krankheit aber schon vor oder während der Geburt von ihren Müttern infiziert werden.

Und sie können sie – wie alle anderen auch – von Kranken bekommen, mit denen sie Kontakt haben. Auch von anderen, infizierten Kindern, mit denen sie spielen, die sie beißen oder kratzen. Dass sich Kinder auf einem städtischen Spielplatz an der weggeworfenen Spritze eines Junkies infizieren, ist sehr unwahrscheinlich.

Irgendwann werden Kinder aber Erwachsene und tun Erwachsenendinge. Und dann sind sie aufgrund ihrer Impfung im Kindesalter wenigstens gegen Hepatitis B geschützt – wenn auch nicht gegen Drogen und Geschlechtskrankheiten.

Nicht jeder Erkrankte entwickelt die typischen Symptome wie gelbe Haut oder dunkel gefärbten Urin. Und oft ist die Sache in zwei, drei Wochen überstanden. Allerdings bleibt der Erreger unangenehmerweise in den meisten Fällen im Körper. Er geht in eine Art Ruhezustand über, aus dem er leider auch wiedererwachen kann.

Zeit für einen kleinen Ausflug in die Wunderwelt der Viren: Viren sind im Grunde nur Knäuel aus Erbsubstanz, die von einer Eiweißhülle umgeben sind. Sie sehen oft in elektronenmikroskopischen Aufnahmen oder in den Computermodellen, die von ihnen gezeichnet werden, sehr hübsch aus, ikosaedrisch beispielsweise – wie die perfekte Lösung komplizierter dreidimensionaler Geometrieaufgaben.

Viren essen nicht, sie trinken nicht, sie scheiden nichts aus, sie wachsen nicht – kurz: Sie haben keinen eigenen Stoffwechsel. Sie haben auch keinen Sex, sie bewegen sich nicht selbstständig, sie können nicht mal ein Gedicht aufsagen. Sie sind – streng genommen – gar nicht lebendig.

Es ist umstritten, ob Viren eher ein sehr, sehr ursprüngliches Startmodell des Lebens sind oder die coole wahre Krönung der Schöpfung, die auf das ganze anstrengende und schmuddelige Lebensgedöns verzichtet. Denn sie vermehren sich – anders als Bakterien – nicht selbst, sondern veranlassen andere Zellen dazu, die Virenproduktion aufzunehmen.

Im Fall der Hepatitis B übertragen sie den Code ihrer Desoxyribonukleinsäure (DNA) in Leberzellen. Und diese leider sehr dummen Hepatozyten übernehmen daraufhin die Vermehrung von Hepatitisviren. In den Leberzellen werden also plötzlich Viruspartikel und neue Virus-DNA hergestellt, und die neuen Viren, die daraus entstehen, machen sich dann wieder auf ihre antriebslose Kaperfahrt zu weiteren Leberzellen.

Für denjenigen, der sich mit Hepatitis infiziert, bedeutet das, dass er fortan Virus-DNA in seiner Leber mit sich herumträgt – auch wenn die akute Krankheit überwunden und die Leber ihre Virenproduktion eingestellt hat.

Hepatitis kann aber auch eine chronische Form entwickeln. Das heißt: Man wird nicht nur die Viren-DNA, sondern auch die Krankheitssymptome nicht mehr los. Die Leber wird geschädigt, Lebensqualität und Lebenserwartung sinken, das Krebsrisiko steigt. Und das wirklich Doofe ist: Gerade bei Säuglingen ist der Anteil derer, die eine chronische Hepatitis entwickeln, besonders hoch.

Ein Test auf Hepatitis B gehört deshalb auch zur Schwangerschaftsvorsorge. Denn es muss unbedingt verhindert werden, dass eine Mutter die Krankheit auf ihr Neugeborenes überträgt.

So, wir haben jetzt die sechs Krankheiten kennengelernt, gegen die Kinder durch vier Sechsfachimpfungen im ersten Lebensjahr geschützt werden.

Alles wirklich üble und vielfach lebensbedrohliche Krankheiten. Und sie alle lassen sich durch Impfungen vermeiden. Die Impfstoffe sind gut verträglich, und das Risiko, dass bei der Impfung etwas schiefgeht, ist viel, viel, viel geringer als das einer Erkrankung. Pro Jahr gibt es in Deutschland zwischen dreißig und vierzig anerkannte Impfschäden. Beispiele dafür werden wir im siebten Kapitel kennenlernen. Dieser Zahl stehen zig Millionen Impfungen gegenüber. Ohne diese Impfungen gäbe es Zehntausende, vielleicht Hunderttausende von Krankheitsfällen und damit verbundene Schäden.

Die Qualität der Impfstoffe wurde im Lauf der Jahrzehnte verbessert. Impfstoffe, die früher tatsächlich zu mehr Schädigungen geführt hatten, sind vom Markt verschwunden.

Das waren die Großen Sechs. Jetzt kommen die Kleinen Vier: Masern, Mumps und Röteln – kurz: MMR – plus Windpocken. Das sind nun die Krankheiten, die üblicherweise als Kinderkrankheiten bezeichnet werden.

Aber wir werden sehen, dass beispielsweise eine Masern-Infektion kein Kinderkram ist, sondern eine ernste, manchmal leider auch todernste Sache.

Kinder erhalten die MMRV-Vierfachimpfung (das V steht für Varizellen, den Windpockenerreger) mit 11 bis 14 und ein zweites Mal mit 15 bis 23 Monaten.

Masern

Viele Erwachsene – vor allem ältere – können sich an ihre eigene Masernerkrankung erinnern. Tatsächlich war es bis in die Siebzigerjahre hinein verbreitet, dass Kinder Masern bekamen. Und wenn die Krankheit erst mal in einer Schule ausgebrochen war, machte sie schnell die Runde, weil sie leicht übertragbar ist.

Viele Leute finden, die Masern seien nicht schlimm gewesen. Und es wäre auch nicht dramatisch, wenn die eigenen Kinder oder Enkel so eine Krankheit mal »durchmachten«.

Mal abgesehen davon, dass der Mensch dazu neigt, die Erinnerung zu schönen (schulfrei, große Aufmerksamkeit durch die Eltern, Comic-Hefte ...) – Masern *müssen* nicht schlimm sein. Vorausgesetzt, es kommt zu keinen Komplikationen. In 20 bis 30 Prozent der Fälle gibt es aber welche. Es kann sich nur keiner daran erinnern, dass die Masern nicht für alle Kinder harmlos oder lustig waren (die, die daran gestorben sind, können aus naheliegenden Gründen nicht mehr darüber berichten). Masern sind nicht nur ein paar rote Flecken und Fieber, sondern leider manchmal auch Mittelohr-, Lungen- oder Hirnhautentzündung.

Die Krankheit wird – wenig überraschend – durch das Masernvirus verursacht. Sie ist wirklich sehr, sehr ansteckend und wird ebenfalls durch Tröpfcheninfektion übertragen. Das Virus kann die Atemwege, die Haut oder das Gehirn befallen. Es schwächt die Körperabwehr, weil es auch Immunzellen angreift.

1962 starben in Deutschland – Ost und West – 156 Menschen an Masern. Diese Zahl ist seitdem deutlich zurückgegangen. Heute sterben pro Jahr zwischen keinem und drei Menschen an der Krankheit – vor allem, weil es infolge der Impfungen viel, viel weniger Erkrankungen gibt als vor sechs Jahrzehnten.

Die Zahl der Todesfälle bezogen auf die Zahl der Erkrankten ist aber nicht in der gleichen Weise zurückgegangen wie die Zahl der Krankheitsfälle insgesamt. In Deutschland stirbt heute statistisch gesehen einer von tausend Masernkranken. Das ist zwar auch weniger als früher, weil man die Krankheit heute besser behandeln kann. Aber eine Gruppe von tausend Menschen, von denen einer stirbt, kann man sich durchaus noch vorstellen.

Aus dem mit Masernkranken vollbesetzten Berliner Olympiastadion siebzig Tote herausgetragen. Aus der mit blühendem makulopapulösem Exanthem – so nennt man die Masernpusteln – überzogenen Münchner Olympiahalle fünfzehn Todesopfer. Und aus dem fiebernden großen Saal der ausverkauften Elbphilharmonie in Hamburg würden immerhin zwei Todesfälle gemeldet.

Die Aussicht, dass das eigene an Masern erkrankte Kind mit einer Wahrscheinlichkeit von eins zu tausend an dieser Krankheit sterben wird, ist für die meisten Eltern nicht sonderlich beruhigend. Und wenn einen die Krankheit in Süditalien, an der Schwarzmeerküste oder auf den Seychellen erwischt, ist die Todeswahrscheinlichkeit aufgrund schlechterer medizinischer Versorgung sogar noch höher.

Aus Unwissenheit oder Verunsicherung verzichten manche Eltern auf die Masern- beziehungsweise MMRV-Impfung ihrer Kinder. Das hat in den vergangenen Jahren immer wieder zu regionalen Ausbrüchen geführt. In Gegenden, in denen die Impfquoten niedrig waren, kam es zu Hunderten von Krankheits- und auch einzelnen Todesfällen.

Hinzu kommen die teilweise tödlichen Spätwirkungen einer Maserninfektion. Sehr, sehr selten ist die subakute sklerosierende Panenzephalitis (SSPE), die erst Jahre nach der ursprünglichen Erkrankung auftreten kann. Doch so unwahrscheinlich sie auch sein mag, so qualvoll ist sie – und auch so tödlich.

Die Masern werden nur von Mensch zu Mensch übertragen. Deswegen könnte man sie durch die Immunisierung der Menschen ausrotten – ebenso wie das bei den Pocken gelungen ist und wie man es bei Polio anstrebt. Die WHO beschwert sich daher regelmäßig bei der Bundesregierung wegen der in Deutschland zu niedrigen Impfquoten. Der amerikanische Kontinent – von Süd bis Nord – war dank konsequenter Impfkampagnen offiziell masernfrei. Wenn da nicht die eingeschleppten Fälle wären. Die USA schicken jedenfalls regelmäßig »Dankesbriefe« nach Europa für den Import der angeblich harmlosen Kinderkrankheit.

Mumps

Mumps hat im Volksmund so lustige Namen wie Ziegenpeter oder Bauernwetzel. Und wer an Mumps denkt, sieht unwillkürlich ein Bild eines Jungen mit dicker Backe vor sich, dem ein dekorativer kühlender Verband um den Kopf geknotet wurde. Auch dies ein Fall von irreführender Krankheitsromantik.

Denn es gibt eine hübsche Liste von gar nicht so seltenen Komplikationen: Hirnhaut- oder Gehirnentzündung, Schwerhörigkeit. Knapp ein Drittel der Jungen, die Mumps bekommen, erleiden auch eine Hodenentzündung, die später oft Einschränkungen der Fruchtbarkeit zur Folge hat. Und die Backe wird dick, weil sich die Ohrspeicheldrüsen häufig entzünden. Das kann ziemlich schmerzhaft sein.

Mumps ist eine – ha, ha, ha! – lustige Kinderkrankheit – bis man feststellt, dass man taub ist oder keine Kinder zeugen kann.

Bis in die Siebzigerjahre erkrankten in Mitteleuropa jährlich Hunderttausende Kinder, heute sind es – infolge der konsequenten Impfungen – nur noch ein paar Hundert. Aber die Zahlen sind europaweit in den vergangenen Jahren wieder gestiegen. Die Ansteckung erfolgt wie bei vielen Erkältungskrankheiten durch direkten Kontakt mit niesenden, hustenden, speichelnden Kindern, die selbst an Mumps erkrankt sind. Und durch Küssen. Das Fiese ist, dass jemand bereits das Mumpsvirus in sich trägt und verbreitet, wenn er selbst noch gar nicht erkrankt ist: Eine Woche vor und mindestens eine Woche nach Beginn der Erkrankung besteht Ansteckungsgefahr. Wer die Infektion durchgestanden hat, ist ein Leben lang immun, egal ob mit oder ohne Schädigung von Hirn und Hoden. Wer zweimal geimpft wurde, auch.

Röteln

Als wir 13 waren – das ist schon ein bisschen her – wurden die Mädchen aus unserer Klasse zum Schularzt geführt. Die Mädchen verschwanden gemeinsam in einem Klassenraum, wir Jungen warteten vor der Tür. Es gab viel Gekicher. Ganz klar war uns nicht, weshalb die Mädchen nun eine Impfung erhielten, wir aber nicht. Aber irgendwie ging es dabei entfernt auch um Sex und Kinderkriegen …

Das war Ende der Siebzigerjahre. Und es handelte sich um eine Impfung gegen Röteln. Die Impfung wurde 1974 eingeführt. Kleinkinder werden seitdem geimpft, aber unter den älteren Kindern und Jugendlichen gab es viele, die die Krankheit nicht durchgemacht hatten und deswegen nicht immun waren.

Sicher mussten die Eltern dem auch damals zustimmen, denn eine Impfpflicht hatte in Westdeutschland nur gegen Pocken bestanden. Und auch in der DDR standen Röteln nicht auf der Pflichtliste – wohl auch, weil es den Impfstoff nicht in ausreichender Menge gab.

In Großbritannien spricht man noch heute manchmal von »German Measles«, deutschen Masern, wohl weil deutsche Ärzte sie erstmals wissenschaftlich beschrieben haben und weil die Krankheit meistens mit einem Hautausschlag verbunden ist, der dem Masernexanthem ähnelt. Und vermutlich auch, weil alles Unangenehme aus englischer Sicht im Zweifelsfall aus Germanien stammt.

Röteln sind jedenfalls keine sehr dramatische Krankheit. Die Virusinfektion verläuft meistens mit »milder Symptomatik«, wie das Robert Koch-Institut feststellt. Komplikationen – das übliche Programm von Bronchitis, über Mittelohr- bis Gehirnentzündung – sind selten. Das Gefährliche an den Röteln ist die katastrophale Wirkung, die sie auf Kinder im Mutterleib haben können – vor allem und mit sehr hoher Wahrscheinlichkeit in der frühen Phase einer Schwangerschaft: Die konnatale Rötelnembryofetopathie zeigt sich mit Herzfehlern, Augenschäden, Taubheit und einer Reihe anderer unschöner, zum Teil für das Kind tödlicher Folgen.

Vor allem deswegen impft man gegen Röteln, und auch deswegen wurden damals die pubertierenden Mädchen geimpft. Und heute impft man deswegen auch Jungen gegen die Krankheit (was auch damals schon sinnvoll gewesen wäre). Denn der beste Schutz für eine Schwangere, die aus irgendwelchen Gründen keine Antikörper gegen das Rötelnvirus entwickelt hat, ist die Immunität ihrer Umgebung. Wenn alle Kontaktpersonen geschützt sind, findet das Virus keinen Weg zur Ungeschützten.

Das Bemühen um einen breiten Schutz ist sehr erfolgreich. In Deutschland gibt es kaum noch Fälle von Rötelnembryofetopathie – den letzten 2013. Und jährlich treten um die zwanzig einfache Krankheitsfälle auf. Allerdings nimmt man an, dass viele Fälle – obwohl gesetzlich vorgeschrieben – gar nicht gemeldet werden. In Österreich sieht es ähnlich aus, und in der Schweiz weist die eidgenössische Statistik ebenfalls nur einzelne Fälle aus.

Weltweit sind die Röteln deutlich zurückgegangen. Aber beispielsweise in Südostasien werden immer noch zahlreiche durch Röteln geschädigte Kinder geboren. Die WHO hat auch hier das Ziel ausgegeben, Röteln auszurotten. Das kann klappen, wenn alle mitmachen.

Windpocken

Bis zum Beginn dieses Jahrhunderts hatte buchstäblich jedes Kind Windpocken, auch »wilde«, »spitze« oder »Schaf-Blattern« genannt. Na, jedenfalls fast jedes. Bis zum zwölften Geburtstag hatten 94 Prozent der Kinder eine Windpockeninfektion hinter sich. Es gab pro Jahr 750.000 Krankheitsfälle. Seit 2004 wird in Deutschland nun die Impfung im zweiten Lebensjahr empfohlen. Die Zahl der Erkrankungen – vor allem von Kleinkindern – ist seitdem sehr stark zurückgegangen. Seit 2014, als in Deutschland eine Meldepflicht für Windpocken eingeführt wurde, werden jährlich noch um die 25.000 Fälle registriert.

Auch in Österreich gilt diese Impfempfehlung gegen die »Feuchtblattern« – vor allem für Kinder, die einen Kindergarten besuchen sollen. In der Schweiz beschränkt sich die Impfempfehlung auf Kinder und Erwachsene im Alter zwischen elf und 39 Jahren, die die »spitzi Plaatere« bisher nicht durchgemacht haben.

Man sieht daran: Nicht überall werden die Windpocken – wissenschaftlich: Varizellen – gleich ernst genommen. Doch auch bei Windpocken gibt es zusätzlich zu Fieber und dem typischen Hautausschlag eine gewisse Tendenz zu Komplikationen. Zu Superinfektionen beispielsweise, bei denen sich bakterielle Erreger sozusagen auf die Windpockeninfektion draufsetzen. Das kann zu Hals-, Mittelohr- oder Lungenentzündungen führen oder zu Entzündungen der Haut, die durch die Windpockenbläschen empfindlich geworden ist. Wie bei den anderen Kinderkrankheiten kann es zu Gehirnentzündungen mit Folgeerscheinungen wie körperlichen und geistigen Behinderungen kommen.

Aber – das muss man sagen – Windpocken sind erheblich weniger gefährlich als Masern. Nach Schätzungen sterben einer bis fünf von hunderttausend Windpockenkranken – bei Masern ist es einer von tausend. Weniger beruhigend sind die Zahlen allerdings bei erwachsenen Kranken. Und ganz unangenehm ist die Sache für Frauen kurz vor oder nach einer Geburt. Die Wahrscheinlichkeit, eine Lungenentzündung zu bekommen und auch daran zu sterben, ist dann nämlich deutlich erhöht.

Dass die Krankheit bei Erwachsenen deutlich unangenehmer verlaufen kann, ist der Grund für die Empfehlung, eine Impfung auch in Jugend- und Erwachsenenjahren nachzuholen. Und auch hier gilt wieder: Wer geimpft ist, schützt nicht nur sich, sondern auch ungeimpfte Mitmenschen – beispielsweise Schwangere, die weder geimpft wurden noch die Windpocken jemals durchlebt haben.

Und, es gibt einen weiteren guten Grund, Kinder gegen Varizellen zu impfen: Wer geschützt ist, und deswegen keine Varizelleninfektion erleidet, erkrankt im Alter auch nicht an der Gürtelrose (*Herpes zoster*).

Denn beide Krankheiten werden durch das gleiche Virus, das Varizella-Zoster-Virus, hervorgerufen. Wer irgendwann einmal Windpocken hatte, trägt in der Regel lebenslang das Virus in sich, das sich in Nervenzellen einnistet und dort ruht (ähnlich wie das Hepatitisvirus in den Leberzellen). Aber unter Stress oder weil das Immunsystem aus anderen Gründen geschwächt ist, poppen die Viren wieder auf. Nur diesmal gibt's keine Windpocken – gegen die ist man ja geschützt, wenn man sie einmal hatte –, sondern eben Gürtel- oder Gesichtsrose. Das kann sehr lästig und schmerzhaft sein, weil sich Nerven entzünden.

Die Ständige Impfkommission in Deutschland empfiehlt seit Ende 2018 allen Personen über sechzig eine Impfung mit einem neuen Impfstoff gegen *Herpes zoster* (»Herpes zoster-subunit-Totimpfstoff«). Er ist laut STIKO sehr wirksam und sicher. Aktuell erkranken in Deutschland jährlich rund 300.000 Menschen an Gürtelrose, immerhin fünf Prozent von ihnen entwickeln eine sogenannte Postherpische Neuralgie – einen Nervenschmerz, der auch nach Abheilen der Zosterbläschen wochen-, monate- oder sogar jahrelang anhalten kann.

Zehn Krankheiten, gegen die man durch Sechsfach- und Vierfachimpfungen schützen kann, kennen wir jetzt. Und wir haben gesehen, wie unangenehm bis lebensbedrohlich auch die sogenannten Kinderkrankheiten werden können. Auf der Liste der Ständigen Impfkommission stehen aber noch fünf weitere Empfehlungen, von denen drei (Pneumokokken, Rotaviren, Meningokokken) vor allem Säuglinge betreffen, eine (HPV) Kinder und Jugendliche und eine (Grippe) ältere und alte Menschen.

Bei diesen Impfungen, die wir abschließend vorstellen, ist die Lage nicht so übersichtlich wie bei den zuvor behandelten. Man kann die Krankheiten nicht ausrotten wie Polio, Keuchhusten, Masern oder Röteln. Man hat nicht so klare Erfolge wie bei Diphtherie oder Hib, wo sehr gefährliche Krankheiten fast zum Verschwinden gebracht wurden.

Bei Pneumokokken, Rotaviren und Meningokokken sind die Impferfolge nicht so schlagend oder die Bedrohung nicht so gravierend. Die Impfempfehlungen werden auch unter seriösen Wissenschaftlern, die sonst Impfungen grundsätzlich befürworten, kontrovers diskutiert.

Und Grippe ist sowieso ein Sonderthema, weil wir es hier mit Viren zu tun haben, die von Jahr zu Jahr in immer neuen Typen auftauchen, von denen die meisten für gesunde, erwachsene Menschen nicht sehr gefährlich sind, manche dann aber plötzlich als Bedrohungen für die gesamte Menschheit angesehen werden müssen. Sehen wir uns die fünf Krankheiten also im Einzelnen an.

Pneumokokken

Pneumokokken sind niedliche kleine Keime, die paarweise auftreten. Sie gehören zu den Streptokokken. Zu dieser weitläufigen Gattung gehören – sehr unwissenschaftlich gesagt – »liebe« Bakterien, die uns beim Joghurt- oder Sauerkrautmachen helfen. Und es gibt »böse« Vertreter, die Karies oder Mittelohrentzündung hervorrufen. Die Pneumokokken – ihr korrekter Artname lautet *Streptococcus pneumoniae* – gehören eher zu den bösen, obwohl sie die meiste Zeit irgendwo rumhängen, im Hals von Kleinkindern zum Beispiel, und nicht viel Ärger machen.

Aber manchmal machen sie doch Ärger. Wovon das abhängt, ist noch nicht so richtig klar. Jedenfalls finden sich Pneumokokken bei vielen Hals-, Mittelohr- und Lungenentzündungen (Pneumonien). Solche Fälle sind ziemlich häufig. Sehr viel seltener, aber richtig unangenehm sind die *invasiven* Pneumokokken-Erkrankungen. Dabei dringen die Bakterien in die Blutbahn ein und können dabei den gesamten Körper lebensgefährlich infizieren (Sepsis) oder eine Hirnhautentzündung verursachen (Meningitis). Eine Pneumokokken-Meningitis führt bei Kindern in einem von zehn Fällen zum

Tod. Sie kann aber auch Entwicklungsstörungen, geistige oder körperliche Behinderungen wie Schwerhörigkeit oder Taubheit verursachen.

Säuglinge werden heute routinemäßig im ersten Lebensjahr dreimal gegen Pneumokokken geimpft. Seit diese Impfempfehlung besteht, ist die Zahl der schweren Pneumokokken-Erkrankungen in Deutschland zurückgegangen. Die Zahlen sind allerdings ungenau, weil in Deutschland ebenso wie in Österreich keine Meldepflicht besteht. In Deutschland wird in vielen Fällen gar nicht ermittelt, welcher Erreger eine Lungenentzündung verursacht hat. Es gibt ein Antibiotikum zur Behandlung der Erkrankung – und fertig. Bei Hirnhautentzündungen liegt die Sache anders. Hier wird in der Regel genau geguckt, welcher Erreger die Meningitis verursacht hat.

In der Schweiz besteht hingegen eine Meldepflicht für invasive Pneumokokken-Erkrankungen. Und hier ist ein klarer Rückgang der Krankheitsfälle bei Unter-Zweijährigen zu beobachten, seit die Impfung 2005 empfohlen wurde.

Allerdings gibt es Hinweise darauf, dass der positive Effekt der Impfungen nicht unvermindert anhält. Der Impfstoff wirkt nämlich nicht gegen alle Stämme der Pneumokokken (von denen es mehr als 90 sogenannte Serotypen gibt). Und möglicherweise treten andere Typen an die Stelle derjenigen, die durch die Impfungen zurückgedrängt werden. Sie springen gewissermaßen in die ökologische Nische, die im Rachen von Säuglingen frei wird.

Dieses mögliche *Replacement* ist ein Problem, das im Zusammenhang mit Impferfolgen immer wieder auftauchen kann. Die STIKO macht in ihren Empfehlungen auf diesen möglichen Effekt aufmerksam. Die Experten vom Streptokokken-Referenzzentrum am Uni-Klinikum Aachen sagen, dass irgendwann die Notwendigkeit bestehen könnte, einen Impfstoff zu entwickeln, der gegen alle Pneumokokken-Serotypen wirkt.

Unterm Strich lässt sich festhalten: Gegenwärtig verringert die Pneumokokken-Impfung das Risiko einer schweren Infektion bei Säuglingen und Kleinkindern deutlich. Und das spricht klar für die Impfung.

Die Zahl der schweren Lungenentzündungen durch Pneumokokken ist übrigens bei alten Menschen sehr viel höher als bei Babys und Kleinkindern. Die STIKO empfiehlt die Impfung deswegen ab dem sechzigsten Lebensjahr (allerdings mit einem anderen Impfstoff als dem für Säuglinge). Ähnlich ist es in Österreich. Die Schweizer haben ihre frühere Empfehlung hingegen aufgehoben, weil Zweifel an der Wirksamkeit dieses Impfstoffes für Menschen über sechzig bestehen.

Rotaviren

Wer auf Viren steht, wird von Rotaviren begeistert sein. Eine komplexe, dreischichtige Hülle, die unterm Tunnelelektronenmikroskop einfach toll aussieht. Eine irre Effizienz – zehn von den winzigen Teilchen reichen für eine Infektion aus, und dann finden sich im Kot eines Kranken pro Gramm zwischen 100 Millionen und zehn Milliarden neue Viren.

Vor allem aber sind die kleinen radförmigen Dinger (vom lateinischen *rota* für Rad) wirklich sehr, sehr erfolgreich. So gut wie jedes Kind hat bis zum Alter von drei Jahren eine Rotavireninfektion durchgemacht. Manche merken nichts davon, viele schon.

Rotaviren sind auf der Welt die häufigsten Erreger von Durchfällen im Säuglings- und Kleinkindalter. Ältere Kinder und Erwachsene leiden dagegen selten unter Rotaviren. Alte Menschen sind wieder häufiger betroffen, aber auch sehr viel seltener als Säuglinge.

Die WHO schätzt auf der Basis epidemiologischer Studien, dass 2013 mehr als 200.000 Kinder an den Folgen einer Rotavireninfektion gestorben sind. Im Jahr 2000 – ehe das weltweite Impfprogramm startete – waren es noch mehr als doppelt so viele. Am schwersten betroffen sind viele afrikanische Länder, aber auch Afghanistan, Pakistan und Laos. Die meisten Kinder sterben an Dehydrierung infolge der schweren Durchfälle.

Die Rotavirenimpfung ist in Deutschland und Österreich die erste Impfung, mit der Kinder (und ihre jungen Eltern) in ihrem Leben in Berührung kommen. Damit sich ein Erfolg einstellt, soll man nämlich Babys mit sechs Wochen zum ersten Mal impfen. Und die – je nach Impfstoff – zwei- beziehungsweise dreistufige Impfung sollte im Alter von 16 beziehungsweise 22 Wochen abgeschlossen sein.

Weil es eine Schluckimpfung ist und das Kind daher nicht mit einer Spritze gepikst werden muss, kommt es einem beim Kinderarzt trotz des frühen Zeitpunkts allerdings nicht so gruselig vor.

Der Erfolg der Impfungen ist deutlich. Seit 2006 sind Impfstoffe in Europa zugelassen, seit 2008 sinken die Erkrankungszahlen weltweit, seit 2013 ist die Impfung in Deutschland ebenso wie in Österreich empfohlen. Die Zahl der Kinder, die wegen einer Rotavireninfektion im Krankenhaus behandelt werden mussten, ist deutlich zurückgegangen. In

Österreich nach Angaben des Gesundheitsministeriums um 90 Prozent. Todesfälle wegen Rotaviren gibt es praktisch nur noch bei alten und sehr alten Menschen.

Die Impfung gegen Rotaviren ist allerdings nicht Teil des Schweizerischen Impfplanes. Die Eidgenössische Kommission für Impffragen empfiehlt sie zwar als ergänzende Impfung für Säuglinge, sie wird aber von der Obligatorischen Krankenpflegeversicherung nicht bezahlt. Und was von der Obligatorischen nicht bezahlt wird, steht nicht im Impfplan. Das widerspräche sonst dem Grundsatz der Zugangsgerechtigkeit.

2008 hat man festgestellt, dass in der Schweiz Kinder nicht an Rotaviren sterben und nur selten deswegen ins Spital müssen. Also hat man gerechnet: Eine Impfung kostete damals 216 Schweizerfranken, brachte aber nur Einsparungen in Höhe von 48 Franken. Dem Eidgenossen reicht diese Kosteneffektivität nicht.

Die Schweizer haben zwar wirtschaftliche Bedenken, aber sonst spricht doch eigentlich alles für eine Impfung gegen Rotaviren. Doch dann kommen die sonst sehr impffreudigen Franzosen und streichen die Rotavirenimpfung wieder aus ihrem Katalog! Wieso das?

In Frankreich war es zuvor zu zwei Fällen gekommen, in denen Kinder einen tödlichen Darmverschluss infolge einer sogenannten Invagination erlitten hatten. Diese Art von Darmverschlüssen kommt bei Säuglingen selten vor. Man nimmt an, dass virale Darminfektionen ein Auslöser dafür sind. Allem Anschein nach kann diese Komplikation auch durch das Impfvirus verursacht werden. Jedenfalls folgte die Invagination in den beiden französischen Fällen auf eine Rotavirenimpfung.

Die Experten von der STIKO und vom Paul-Ehrlich-Institut haben wegen eines möglicherweise leicht erhöhten Risikos keine Notwendigkeit gesehen, ihre Rotaviren-Impfempfehlung zurückzunehmen. Sie weisen nur darauf hin, dass man die Regeln einhalten sollte: mit sechs Wochen beginnen, mit spätestens 22 Wochen abschließen. Denn das Risiko einer Invagination steigt mit dem Lebensalter der Kinder.

Meningokokken C

Wir sind schon ein paarmal dem Stichwort Hirnhautentzündung begegnet. Bei einer Reihe von Kinderkrankheiten droht eine Meningitis als Komplikation einer an sich nicht lebensgefährlichen Infektion: bei Masern, Mumps, Röteln, Windpocken, Hib und Pneumokokken zum Beispiel. Das ist immer übel, weil das Risiko einer geistigen und körperlichen Behinderung besteht, wenn ein Kind eine Meningitis erleidet.

Und es kommt auch zu Todesfällen. Oft geht es nur um Stunden. Wenn eine Meningitis nicht rechtzeitig erkannt und mit Antibiotika behandelt wird, sinken die Chancen auf Heilung ohne schwerwiegende Folgen rapide.

Bei den Meningokokken haben wir es nun mit einem Erreger zu tun, der sich auf diese Krankheit gewissermaßen spezialisiert hat: Hier ist die Hirnhautentzündung nicht die Komplikation einer anderen Erkrankung, sondern die Krankheit selbst.

Meningokokken sind an sich wieder so niedliche Doppel-Kokken wie die Pneumos, also paarweise auftretende Kugelbakterien. Und ebenso wie die Pneumokokken in Wirklichkeit Streptokokken (*Streptococcus pneumonia*) heißen, firmieren die Meningokokken heute offiziell unter dem Namen *Neisseria meningitidis*. Ob nun unter diesem oder jenem Namen – unstrittig ist, dass eine Meningokokken-Meningitis eine ernste und traurige Angelegenheit ist. Gerade wenn sie Kinder trifft.

Dann wird es aber leider kompliziert. Denn bei der Meningokokken-Impfung ist die Lage etwas unübersichtlich. Es gibt bei uns im Wesentlichen zwei Serotypen: Meningokokken B und C. Wir lassen der Einfachheit halber mal A, E, W und Y weg, weil die in Mitteleuropa sehr selten bis extrem selten vorkommen. Die meisten Fälle von Meningokokken-Meningitis werden heute vom Typ B verursacht. In Deutschland sind dies in den vergangenen Jahren jeweils zwischen 140 und 200 Fälle. Typ-C-Fälle traten nur zwischen 40 und 50 pro Jahr auf.

Das liegt auch daran, dass die Impfung gegen Meningokokken C ganz schön erfolgreich ist. Sie ist in Deutschland seit 2001 verfügbar, und seit 2006 wird die Impfung für Kinder im Alter zwischen ein und zwei Jahren empfohlen. Das hat die Krankheitszahlen auch ordentlich gedrückt: 137 Fälle wurden 2006 gemeldet, 39 waren es 2017. Die Ausbreitung der hochansteckenden Krankheit wird erschwert – es gibt einen Herdenschutz.

Krankheitsfälle, die durch Meningokokken B hervorgerufen wurden, waren schon vor 2006 häufiger als die C-Fälle. Aber damals gab es noch keinen in Europa zugelassenen Impfstoff gegen den B-Typ. Das liegt daran, dass die Entwicklung eines Impfstoffes für diese Erreger komplizierter war, und man damals noch nicht wusste, wie es ging. Es geht hier im einen Fall um Oberflächenproteine, im anderen um Polysaccharidkapseln. Die Details sparen wir uns.

Inzwischen, seit 2017, gibt es jedenfalls auch einen Impfstoff gegen Meningokokken B. Der ist allerdings sehr teuer. Die STIKO formuliert sehr dezent: »Die Nutzen-Risiko-Abwägung bei diesen Impfstoffen stellt eine besondere Herausforderung dar.« Kriegen wir nicht durch, heißt das wohl.

Also gibt es bisher keine STIKO-Empfehlung für den B-Impfstoff – jedenfalls nicht für alle, sondern nur für Risikogruppen. Und das hat auch damit zu tun, dass die Zahl der B-Fälle auch ohne Impfung zurückgeht. Besonders stark bei den statistisch am meisten betroffenen Säuglingen. Warum das so ist, weiß man nicht.

Die STIKO will außerdem noch weitere Untersuchungen zur Wirksamkeit des Impfstoffes abwarten. Sie führt als Argument für ihre Zurückhaltung außerdem an, dass der Impfkalender schon ziemlich voll ist. Eine zusätzliche Impfung gegen Meningokokken B könnte dazu führen, dass Säuglinge pro Arztbesuch drei verschiedene Spritzen bekommen müssten. Die STIKO fürchtet eine »geringe Akzeptanz«.

In Österreich wird die Impfung hingegen ab dem zweiten Lebensmonat empfohlen, ist aber nicht im kostenfreien Impfprogramm enthalten und muss daher selbst bezahlt werden. In der Schweiz gilt die Empfehlung für Zweijährige. Beide Länder empfehlen außerdem eine Impfung aller Schulkinder im Alter zwischen zehn und 13 (Österreich) beziehungsweise elf bis 14 (Schweiz) mit einem Impfstoff, der gegen Meningitis A, C, W135 und Y wirkt.

Humane Papillomviren (HPV)

Die Sache mit der HPV-Impfung ist auch ein bisschen unübersichtlich. Das hat mehrere Gründe. Erstens wird die Impfung erst seit 2007 empfohlen – kurz nachdem der Impfstoff entwickelt worden war. Und zweitens soll die Impfung gegen eine Infektion schützen, die zunächst relativ harmlos ist, aber Jahrzehnte später zu einer Krebserkrankung führen *kann*. Und da liegt es in der Natur der Sache, dass sich die Wirksamkeit der Impfung zwar einigermaßen abschätzen, aber nur etwas holprig statistisch nachweisen lässt. Deswegen ist die Empfehlung der STIKO bisher nur so mittel erfolgreich. Und das ist bedauerlich.

Das Humane Papillomvirus ist wieder so ein perfekter geometrischer Proteinkörper, den man leider (oder glücklicherweise) nur unter dem Elektronenmikroskop sehen kann. Er beherbergt einen verknäuelten DNA-Strang. Eine Infektion kann völlig ohne Symptome verlaufen. Sie kann aber auch ziemlich lästige Krankheiten hervorrufen, über die man nicht gerne spricht: Genital- und Analwarzen. Das Virus kann durch jede Art von Geschlechtsverkehr übertragen werden.

Leider bleibt es manchmal nicht bei Warzen, die in der Regel wirklich nicht hübsch, ziemlich unangenehm, aber nicht gefährlich sind. Der deutsche Mediziner Harald zur Hausen erhielt 2008 den Nobelpreis, weil er nachgewiesen hatte, dass bei den meisten Fällen von Gebärmutterhalskrebs Humane Papillomviren beteiligt sind. Auch in den Krebsvorstufen ist das HPV zu finden. Inzwischen gibt es Erkenntnisse, dass HPV bei der Entstehung von Gebärmutterhalskrebs praktisch *immer* im Spiel ist.

Ein guter Grund also, die Sache ernst zu nehmen. Denn Gebärmutterhalskrebs ist zwar deutlich seltener als Brust- oder Lungenkrebs, gehört aber immer noch zu den häufigsten Krebsarten bei Frauen und damit auch zu den häufigsten Todesursachen. In den vergangenen Jahren erkrankten in Deutschland pro Jahr trotz des verbreiteten Screenings bei den Frauenärztinnen und Frauenärzten rund 4.500 Frauen an Gebärmutterhalskrebs – eine von 10.000. Und etwa 1.500 Frauen sterben pro Jahr daran.

Soweit erscheint die Sinnhaftigkeit der Impfung unstrittig. Doch einige Zeit nachdem die STIKO eine HPV-Impfung für Mädchen empfohlen hatte, stellte eine Gruppe von Wissenschaftlern die Wirksamkeit der damals eingesetzten Impfstoffe infrage. Sie bemängelte, dass die Zulassungsstudien für die Impfstoffe methodisch zweifelhaft gewesen seien und die vorgelegten Ergebnisse keine statistisch abgesicherte Wirksamkeit nachgewiesen hätten. Jedenfalls keine, die die Impfung und die damit verbundenen Kosten rechtfertigten.

Die STIKO hielt jedoch an ihrer Empfehlung fest und hat diese, ebenso wie ihre österreichische Schwesterkommission, inzwischen sogar auf Jungen erweitert. In der Schweiz gilt die Empfehlung weiter nur für Mädchen und junge Frauen.

Robert Koch-Institut und Paul-Ehrlich-Institut zeigen sich von der Wirksamkeit der Impfungen überzeugt. Sie machen darauf aufmerksam, dass der Erfolg eines Impfstoffs auch in klinischen Studien schwer nachzuweisen ist, wenn die Erkrankung – der Gebärmutterhalskrebs – erst zwanzig bis dreißig Jahre nach einer Infektion mit dem Virus auftritt. Das Durchschnittsalter der Frauen, bei denen der Krebs diagnostiziert wird, ist 53, das der Frauen, die an Gebärmutterhalskrebs sterben, 66. Die Infektion mit dem HP-Virus hat aber in der Regel bereits mit Anfang zwanzig stattgefunden.

Es geht also um eine Vorbeugung gegen ein Ereignis, das erst vier Jahrzehnte *nach* der Impfung eines neunjährigen Kindes eintreten *könnte*. Das überzeugt nicht jeden, auch wenn das Ereignis potenziell tödlich ist. Es kommt hinzu, dass die Impfung zwar eine HPV-Infektion verhindert – diese Wirksamkeit bezieht sich aber nur auf die HPV-Stämme, gegen die der Impfstoff gerichtet ist. Zwei Impfstoffe sind auf dem Markt: Einer wirkt gegen zwei der Virusstämme, die allerdings 70 Prozent der Krebsfälle verursachen. Der andere richtet sich inzwischen gegen neun der krebserregenden HPV-Stämme.

Man sieht: Die Sache klingt kompliziert. Irgendwie uneindeutig. Und das ist wohl auch der Grund dafür, dass nach aktuellen Erkenntnissen nicht mal die Hälfte der Mädchen, die seit der ersten STIKO-Empfehlung für eine Impfung infrage kamen, tatsächlich geimpft worden ist. Das ist unbefriedigend – zumal außer der verbreiteten Verwirrung nichts gegen die Impfung spricht, aber sehr viel dafür. Nicht zuletzt auch wieder begegnet uns hier die gute alte Herdenimmunität. Wer rechtzeitig geimpft ist, überträgt erst gar keine Viren. Und spätestens an dieser Stelle kommen dann auch die Jungen ins Spiel. Sie werden durch eine HPV-Impfung selbst besser gegen Genitalwarzen und den (ziemlich seltenen) Peniskrebs geschützt. Vor allem aber infizieren sie mit ihren HP-Viren später nicht ihre Freundinnen, Freunde, Frauen und Partner.

Die STIKO und die österreichische Impfkommission empfehlen eine zweimalige Impfung im Alter zwischen neun und vierzehn Jahren. Es geht darum, Mädchen und Jungen zu impfen, die noch keinen Sex hatten. Denn dann kann man ziemlich sicher sein, dass sie noch nicht mit dem HP-Virus infiziert sind. Sobald man anfängt mit dem Sex, ist eine Infektion nämlich ziemlich wahrscheinlich. Und dann schützt eine nachträgliche Impfung unter Umständen nicht mehr. Das ist der Grund, weshalb es keine Impfempfehlung für Erwachsene gibt.

Eine Impfung von Erwachsenen ist aber möglich und muss nicht sinnlos sein, weil niemand so genau weiß, ob er infiziert ist, und wenn, mit welchen Virenstämmen. Wer wenig oder keinen Sex hatte, aber vorhat, irgendwann doch noch welchen zu haben, kann auch als Erwachsener mit einer Impfung sein HPV-Infektionsrisiko senken.

Influenza (Grippe)

Im Impfkalender der STIKO steht auch die Grippeschutzimpfung. Sie hat hier allerdings eine Sonderstellung, weil sie die einzige Standardimpfung ist, die ausschließlich Erwachsenen, genau gesagt Erwachsenen über sechzig empfohlen wird. In der Schweiz steht sie für Über-65-Jährige auf dem Programm.

In Österreich ist es anders: Dort wird die Grippeimpfung ausdrücklich allen Menschen, die älter als sechs Monate sind, empfohlen. Allerdings ist sie nicht Teil des kostenfreien Impfprogramms und muss daher selbst oder durch den Arbeitgeber bezahlt werden. Im Impfplan heißt es, die Influenza verursache in Österreich jedes Jahr bis zu tausend Todesfälle, »darunter auch Todesfälle bei zuvor vollkommen gesunden

Kindern«. Deswegen sei es notwendig, die Durchimpfungsraten deutlich zu erhöhen.

Die STIKO beschränkt ihre Empfehlung, wie gesagt, auf die Ü60, rät aber keineswegs davon ab, auch Menschen anderer Altersgruppen gegen die saisonale Influenza zu impfen. Und eine Menge Erwachsene nehmen diesen Schutz auch in Anspruch. In vielen Firmen oder Institutionen wird im Herbst eine betriebsärztliche Impfung angeboten. Das hat natürlich vor allem wirtschaftliche Gründe. Eine Impfung ist in der Regel billiger als der tage- oder wochenlange Ausfall zahlreicher Mitarbeiter wegen einer Grippewelle. In den USA wird die Grippeimpfung wie in Österreich auch für Kleinkinder ausdrücklich empfohlen.

Nach Schätzungen der Weltgesundheitsorganisation erkranken jedes Jahr ein bis zwei Zehntel der Weltbevölkerung an Grippe – das wären zwischen 750 Millionen und anderthalb Milliarden Menschen. Drei bis fünf Millionen davon sind schwer krank, 290.000 bis 650.000 sterben an einer Erkrankung der Atemwege, beispielsweise einer Lungenentzündung, die von einer Influenza herrührt. Und da sind diejenigen noch nicht mitgezählt, die die Grippe dahinrafft, weil sie beispielsweise schon an einer Herzerkrankung oder Diabetes litten.

Das Robert Koch-Institut sagt, in Deutschland erkranken während einer saisonalen Grippewelle zwischen zwei und zehn Millionen Menschen. »Bisweilen auch mehr«, fügen die Public-Health-Leute hinzu. Das ist eine ganze Menge. In der heftigen Saison 2016/17 gab es nach der RKI-Schätzung knapp 23.000 Todesfälle. Ein Jahr später waren es wahrscheinlich noch mehr.

Allein in Berlin soll es zu 1.100 sogenannten Exzess-Todesfällen gekommen sein. Das ist so ein Gruselausdruck, mit dem Krankheitsstatistiker beschreiben, dass es durch eine Krankheit – in diesem Fall die Grippe – zu zusätzlichen Todesfällen kommt, die es ohne die Krankheit nicht gegeben hätte. Gestorben wird immer, aber eben nicht notwendigerweise an der Influenza.

Ein Wort zu diesen Statistiken: Solche Zahlen klingen immer etwas wackelig. Das sind sie auch, weil niemand sicher sagen kann, wie viele Grippekranke es gibt. Sehr viele, die plötzlich über hohes Fieber, Muskel- oder Kopfschmerzen und Erkältungssymptome klagen, gehen gar nicht zum Arzt, sondern legen sich einfach ins Bett, schlucken Paracetamol und ziehen sich die Decke über den Kopf. Das gilt erst recht, wenn gar kein Arzt in der Nähe ist. Und wenn es nicht schlimmer wird, ist das ohnehin so ziemlich das Einzige, was man tun kann. Tee trinken und abwarten, dass das Virus niedergerungen ist.

Außerdem ist bekanntlich nicht jede fiebrige Erkältung eine echte Grippe. Bei denen, die jammernd, schwitzend, bibbernd, trocken hustend und mit laufender Nase zum Arzt gehen, wird meistens kein Virustest durchgeführt. Und selbst wenn: Es gibt keine Meldepflicht. Deswegen muss man auf Basis der unvollkommenen Datenlage schätzen und hochrechnen, und am Ende kommt irgendwas dabei heraus, von dem immer jemand behaupten kann, es stimme nicht: »Das Gripperisiko wird total übertrieben! Die Impf-Mafia will nur mit unserer Angst ihr Milliardengeschäft machen!« – »Das Gripperisiko wird vollkommen unterschätzt! Es droht eine Pandemie, und wir sind nicht vorbereitet!«

So ist das mit Statistiken. Aber natürlich bauen die Krankheitsstatistiker auf jahrzehntelange Erfahrung. Sie versuchen, ihre Zahlen durch Stichproben abzusichern, vergleichen mit Erkenntnissen aus anderen Ländern und vieles mehr. Was das Robert Koch-Institut dann veröffentlicht, ist jedenfalls nicht aus der Luft gegriffen.

Zurück zur Grippe: Influenza A, Influenza B, C gibt es auch noch, H1N1, H3N2, H5N8, Michigan, Phuket, Victoria und Yamagata, Vogel- und Schweinegrippe … Grippe ist wirklich nicht gleich Grippe. Es gibt viele verschiedene Varianten dieses Virus. Manche treten jahrelang nicht auf. Andere verändern sich plötzlich, weil die Mutationsrate sehr hoch ist. Wieder andere tauchen ab, eben weil die Impfungen gegen sie sehr erfolgreich sind. Dafür treten dann andere Varianten vermehrt auf. Oder zwei Viren, die sich in einer Ihrer Körperzellen treffen, tauschen munter Erbmaterial untereinander aus und gehen in ganz neuem Styling an den Start. Das macht das Impfen beziehungsweise die Entwicklung eines Impfstoffes nicht einfacher. Und das ist auch ein Grund, weshalb die Grippeschutzimpfung jedes Jahr fällig ist – es gibt immer was Neues.

Für die WHO ist es Jahr für Jahr eine knifflige Angelegenheit, eine Empfehlung für die Zusammensetzung der Impfstoffe abzugeben. Ihr Kampf gegen die Grippe ist ein ständiger Wettlauf mit der Veränderungsfähigkeit des Virus. Und die Zeit ist immer knapp, denn die Herstellung Hunderter Millionen Impfdosen dauert Monate. Eine halbe Milliarde Hühnereier muss dafür mit Viren infiziert und bebrütet werden. Deswegen muss die Entscheidung fallen, lange bevor die nächste Grippewelle begonnen hat und man genau wissen kann, welche Virustypen in der neuen Saison tatsächlich an den Start gehen. Manchmal haut die WHO daher ziemlich daneben.

2017 haben sich zwar die Impfstoffhersteller an die WHO-Empfehlung gehalten, nur die Viren eben nicht. In Mitteleuropa erkrankten in der Saison 2017/18 die meisten Menschen an Influenza B. Das Virus gehörte der Yamagata-Linie an. Klingt wie ein japanischer Hochgeschwindigkeitszug, ist aber nur der Name der Stadt, in der dieser Virustyp erstmals nachgewiesen wurde. Dummerweise war im Standardimpfstoff keine Yamagata-Komponente enthalten, sondern nur eine gegen die Victoria-Linie. Deshalb rauschte die Infektionswelle durch die Bevölkerung wie ein Shinkansen mit 300 Stundenkilometern. Das heißt, es erkrankten auch viele an Grippe, die eigentlich dagegen geimpft waren. Das ist natürlich Mist und fördert nicht gerade die Impfbereitschaft.

Die Geschichte mit der Impfung gegen die Schweinegrippe 2009 war auch nicht so toll. Die WHO hatte eine Pandemie-Warnung der höchsten Stufe ausgerufen, weil es Hinweise darauf gab, dass der neue Grippevirus-Subtyp A/California/7/2009 (H1N1) weltweit sehr viel Ärger machen könnte. In sehr kurzer Zeit musste sehr viel Impfstoff produziert werden. Inzwischen gilt als sicher, dass einer der eingesetzten Impfstoffe (Pandemrix) unter ungünstigen Umständen zu Fällen von Narkolepsie, der Schlafkrankheit, geführt hat. Auch das hat die Akzeptanz von Impfungen, besonders von Grippeimpfungen, nicht erhöht. Wir behandeln diesen Impfschaden noch ausführlich im siebten Kapitel.

Da ist es wieder: Das Risiko wird wahlweise übertrieben oder unterschätzt. Wie ernst es tatsächlich war, weiß man leider immer erst hinterher.

Auf der anderen Seite hat sich neben der galoppierenden Entwertung der Reichsmark auch die Spanische Grippe im kollektiven Menschheitsgedächtnis festgesetzt. Zwischen 1918 und 1921 starben verschiedenen Schätzungen zufolge weltweit zwischen 25 und 100 Millionen Menschen an einem H1N1-Virus – 350.000 in Deutschland, knapp 25.000 in der Schweiz, eine ähnliche Opferzahl in Österreich. Wir sollten uns in diesem Zusammenhang also einen gewissen Hang zur Hysterie nachsehen. Aus nachvollziehbaren Gründen haben die Verantwortlichen für Public Health das Bedürfnis, ein solches Massensterben beim nächsten Mal zu verhindern. 2009 führte dieses Bemühen allerdings vor allem dazu, dass am Ende allein in Deutschland 29 Millionen Schweinegrippe-Impfdosen ungenutzt blieben – Kosten: knapp 240 Millionen Euro.

Die Grippeimpfung ist aber nicht nur aufgrund möglicher Fehlschläge umstritten. Auch Ärzte sind sich wegen der schwankenden Wirksamkeit nicht einig. Man kann die Sache aber auch andersherum betrachten: Die Effektivität eines Impfstoffs mag in einer Saison nicht besonders hoch sein – die Wahrscheinlichkeit, an Grippe zu erkranken, ist in der Regel immer noch deutlich niedriger, als wenn man nicht geimpft ist.

Inzwischen wird ein Impfstoff eingesetzt, der gegen vier Subtypen wirkt – auch gegen zwei Influenza B-Varianten. Und es gibt Hinweise darauf, dass man auch dann besser gegen eine Infektion geschützt ist, wenn man gegen die »falsche« Viruslinie geimpft ist. Das nennt man dann *Kreuzprotektion*. Ein Victoria-Impfstoff wirkt möglicherweise auch ein bisschen gegen Yamagata, weil die Viren und damit auch ihre Antikörper ähnlich sind. Allerdings ist nicht geklärt, ob dieser Schutz tatsächlich von einer aktuellen Impfung herrührt oder vielleicht von einer früheren Impfung gegen die »richtige« Viruslinie. Oder weil man früher mal eine Grippe überstanden hat, die durch diesen Virustyp hervorgerufen wurde. Auch die STIKO spricht davon, dass die Lage hier etwas »unklar« sei.

Und das gilt auch für einen Hinweis, der bei Informationen zu Grippeimpfungen immer wieder zu finden ist. Dass nämlich eine Grippe, die man trotz Impfung bekommt, »einen milderen Verlauf« nimmt. Das kann sein – vielleicht auch nicht. Möglicherweise beobachten Ärzte dieses Phänomen in ihrer Praxis – wirklich nachgewiesen ist der Effekt nicht.

Ja, es ist wahr: Ein ansonsten gesunder Mensch stirbt nicht an einer gewöhnlichen Grippe. Deswegen bezieht sich die Impfempfehlung auch nur auf Personen mit möglicherweise eingeschränkter Immunabwehr (ab 65 Jahren und bei chronischen Erkrankungen). Was alle anderen mit der Impfmöglichkeit machen, ist eigene Ermessenssache – immerhin kann man durchaus zwei Wochen lang ziemlich ausgeknockt sein. Ein befreundeter Kinderarzt (der standardmäßig auch alle seine Patienten unter zwei Jahren impft) sagt schlicht: »Ihr müsst euch nicht gegen Grippe impfen lassen. Mir ist es egal. Aber kommt dann nicht mit 40 Fieber hier an und jammert.«

Siebtes Kapitel,

in dem wir mögliche Komplikationen und Nebenwirkungen von Impfungen betrachten und uns ansehen, an welcher Stelle im Impfgeschäft die Pharmaindustrie vielleicht doch nicht so ganz im Interesse der Patienten handelt.

Die Eidgenössische Kommission für Impffragen formuliert es so: »Eine Impfung wird nur empfohlen, wenn der Nutzen durch verhinderte Krankheiten und deren Komplikationen die mit den Impfungen verbundenen Risiken in jedem Fall um ein Vielfaches übertrifft.« Und es stimmt: Impfen ist mit Risiken verbunden. Diese lassen sich verringern, indem der impfende Arzt die üblichen Gründe gegen eine Impfung beachtet, die sogenannten Kontraindikationen: keine Lebendimpfung, wenn das Kind Fieber hat oder bei einer Schwächung des Immunsystems – etwa durch eine chronische Behandlung mit Kortison, eine Chemotherapie, einen angeborenen Immundefekt oder HIV.

Ein gewisses Risiko besteht trotzdem.

Zunächst einmal kann es Nebenwirkungen geben, auf die man gern verzichten würde. Ein Beispiel: Ende 2018 hat die Ständige Impfkommission in Deutschland allen älteren Menschen eine Impfung gegen die Gürtelrose empfohlen. Die Impfung ist wirksam, der Impfstoff aber auch »außerordentlich reaktogen«, wie die STIKO mitteilt. Das bedeutet in diesem Fall, dass jeder zehnte Impfling mindestens über Schmerzen, Rötungen und Schwellungen an der Einstichstelle klagt, in manchen Fällen auch über Müdigkeit, Fieber, Kopf- oder Muskelschmerzen. Solche Reaktionen können sowohl – wie hier – bei Totimpfstoffen auftreten, die Wirkverstärker enthalten, als auch bei Lebendimpfstoffen.

Der Impfstoff gegen das Gürtelrosevirus *Herpes zoster* gilt aber zugleich als sicher. Es gab in den Zulassungsstudien »kein Signal für schwere Nebenwirkungen oder für potenziell immunvermittelte [also auf die Impfung zurückführbare] Erkrankungen«. Man sieht daran: Bei der Beurteilung der Risiken muss sorgfältig zwischen unangenehmen, aber letztlich ungefährlichen Nebenwirkungen und ernsthaften, die Gesundheit vorübergehend oder sogar dauerhaft gefährdenden Komplikationen und Impfschäden unterschieden werden. Die gibt es, und ihnen wollen wir uns in diesem Kapitel zuwenden.

Sehr viel ist schiefgegangen, seit die Menschen vor Jahrhunderten mit dem Impfen begannen. Impfstoffe waren verunreinigt und übertrugen andere Krankheiten; Impfstoffe lösten die Krankheiten aus, gegen die sie eigentlich schützen sollten; Impfstoffe wurden unsauber verabreicht; Impfstoffe enthielten Substanzen, die sich als unverträglich entpuppten.

1930 fingen Lübecker Ärzte beispielsweise an, Kinder mit dem im Pariser Pasteur-Institut neu entwickelten BCG-Impfstoff gegen Tuberkulose zu impfen. Soweit man heute weiß, hielten sie dabei die schon damals üblichen hygienischen Standards nicht ein. Wahrscheinlich aus Sorglosigkeit. Der Impfstoff, der aus abgeschwächten Erregern bestand, war wohl im Lübecker Krankenhaus mit infektiösen Bakterien verunreinigt worden. Statt Säuglinge vor der Bedrohung durch Tbc zu schützen, infizierten die Mediziner sie mit den Tuberkeln. Von 256 Neugeborenen, die zwischen Februar und April 1930 geimpft wurden, starben 77. Und 131 weitere Kinder erkrankten. Diese Katastrophe ging als »Lübecker Impfunglück« in die Geschichte ein. Die beiden verantwortlichen Ärzte – der Chef des Gesundheitsamtes und der Direktor des Allgemeinen Krankenhauses – wurden wegen fahrlässiger Tötung zu Gefängnisstrafen verurteilt. Das Lübecker Impfunglück warf die Entwicklung des Impfens in Deutschland weit zurück. Erst nach dem Zweiten Weltkrieg wurde die Tuberkuloseimpfung eingeführt.

25 Jahre später kam es zum sogenannten Cutter-Vorfall (»The Cutter Incident«). Kurz nach der erlösenden Entwicklung eines funktionierenden Impfstoffes gegen die Kinderlähmung erhielten die Cutter Laboratories im schönen Berkeley an der Bucht von San Francisco eine Lizenz zur Herstellung des Polioimpfstoffes nach dem Verfahren von Jonas Salk. Es handelte sich um einen Totimpfstoff, der inaktivierte Viren enthielt. Doch bei der Inaktivierung – der Abtötung der Viren – mit Formaldehyd ging etwas schief. 120.000 Impfdosen enthielten noch lebende Viren. Innerhalb weniger Tage erkrankten infolge der Impfungen mit dem Cutter-Impfstoff 70.000 Kinder in fünf amerikanischen Bundesstaaten. Das löste zusätzlich eine Epidemie aus, weil die infizierten Kinder weitere Kinder und Familienmitglieder ansteckten. Glücklicherweise entwickelten die Erkrankten eine abgeschwächte Form der Kinderlähmung, von der sich die meisten vollständig erholten. Trotzdem blieben 200 Menschen lebenslang gelähmt, zehn starben.

Diese Tragödie führte zur Entlassung eines Direktors bei Cutter. Der Chef der Behörde für medizinische Forschung sowie die erste amerikanische Gesundheitsministerin mit dem schönen, aber nicht sehr professionell klingenden Namen Oveta Culp Hobby traten zurück. Cutter Laboratories wurde verklagt. Anne Gottsdanker (noch so ein schöner Name), ein fünfjähriges Mädchen aus Kalifornien, und ihre Eltern sowie eine weitere Familie bekamen in einem ersten Prozess insgesamt 147.300 Dollar Entschädigung zugesprochen. Das war 1955 eine Menge Geld.

Der amerikanische Mediziner Paul Offit, Fachmann für Infektionskrankheiten und Impfungen, Mitentwickler des Impfstoffes gegen Rotaviren, hat ein Buch über das Cutter-Desaster geschrieben. Er sieht in dem Urteil im Fall Gottsdanker einen wesentlichen Grund, weshalb Impfstoffe teuer sind und nur noch wenige Hersteller die Entwicklung von Impfstoffen betrieben. Zudem sei der Fortschritt in der Impfmedizin langsamer als möglich, weil die Unternehmen die aufwändigen und haftungsrechtlich riskanten Zulassungstests scheuten, glaubt Offit.

Die Geschworenen hatten nämlich Cutter verurteilt, obwohl dem Unternehmen keine Fahrlässigkeit nachgewiesen werden konnte. Cutter sei haftbar, so die Jury, weil es eine stillschweigende Garantie auf die Sicherheit des Impfstoffes verletzt habe. Offit sagt, das »Cutter Incident« habe zwar dazu geführt, dass die Impfstoffherstellung besser überwacht wird. Aber statt Kinder besser zu schützen, habe das Urteil ironischerweise »die Bereitschaft der pharmazeutischen Unternehmen erheblich verringert, lebensrettende Impfstoffe herzustellen«.

Lübeck und Cutter sind zwei besonders herausragende Beispiele für Impfkatastrophen. Es gibt eine lange Liste von weniger spektakulären, aber trotzdem tragischen Ereignissen. Die Geschichte des Impfens ist so betrachtet auch eine Geschichte der Impfschäden. Aber Ähnliches gilt für praktisch alle Bereiche des medizinischen und pharmazeutischen Fortschritts. Und die Impfmedizin hat aus den Fehlern der Vergangenheit gelernt. Das Ergebnis dieses Lernprozesses ist eine engmaschige Überwachung der Herstellung, der Wirksamkeit und aller Verdachtsfälle von Impfkomplikationen und Impfschäden.

Lübeck und Cutter sind Ereignisse aus einer Zeit, in der noch viele Erfahrungen mit Impfstoffen, ihrer Herstellung und Verabreichung fehlten. Der BCG-Impfstoff war 1930 ebenso wie der Salk-Impfstoff 1955 neu auf dem Markt. Für die aktuellen Impfstoffe, von denen in diesem Buch die Rede ist und die auf den Empfehlungslisten der nationalen Impfkommissionen stehen, ist das weit überwiegend nicht der Fall. Die heutigen Impfungen für Kinder gegen Diphtherie, Polio oder Masern sind zigmillionenfach erprobt.

In Deutschland sind in den vergangenen Jahren jeweils zwischen 700.000 und 800.000 Kinder auf die Welt gekommen. 95 Prozent von ihnen erhalten rund um ihren ersten Geburtstag die Impfung gegen Masern, Mumps, Röteln und Windpocken (MMRV). Über die Jahre und Jahrzehnte sind da Millionen von MMR- beziehungsweise MMRV-Impfungen zusammengekommen. Hinzu kommen die Impfungen im ersten Lebensjahr gegen Diphtherie, Polio, Keuchhusten und so weiter. Dann gegen Rotaviren, Meningokokken, Pneumokokken ... Mancher lässt sich und seine Kinder gegen die Zecken-Enzephalitis FSME impfen. Hinzu kommen all die Erwachsenenimpfungen gegen Tetanus oder Grippe, die Reiseimpfungen gegen Gelbfieber und Hepatitis.

Und wie viele Fälle von unerwünschten Nebenwirkungen, Impfkomplikationen oder Impfschäden gibt es nun? Wir sehen uns mal die Zahlen an.

Allein die gesetzlichen Krankenversicherungen in Deutschland rechnen Jahr für Jahr über 40 Millionen Impfungen ab. Und jährlich registriert das Paul-Ehrlich-Institut zwischen 3000 und 4000 Verdachtsfälle von Impfkomplikationen. Das betrifft also großzügig gerechnet eine von 10.000 Impfungen. Und wir reden hier von *Verdachts*fällen – also Fällen, von denen man noch nicht weiß, ob sie wirklich etwas mit einer Impfung zu tun haben.

Denn den Verdacht auf eine unerwünschte Nebenwirkung oder eine Komplikation zu melden, ist wirklich unkompliziert. Das Paul-Ehrlich-Institut registriert jede Meldung unter *nebenwirkungen.pei.de*. In Österreich ist es das Bundesamt für Sicherheit im Gesundheitswesen, das online Meldungen entgegennimmt und daraufhin einen Dankesbrief zurückschickt. In der Schweiz kann man sich an Swissmedic, das Schweizerische Heilmittelinstitut, wenden. Hinzu kommen Meldungen von Ärzten und Gesundheitsbehörden. Es gibt Papierformulare, und man kann den jeweiligen nationalen Ämtern und Instituten auch einen Brief schreiben.

Zu den häufigsten gemeldeten unerwünschten Reaktionen gehören »Schmerzen an der Einstichstelle«, »Fieber«, »Schwellung an der Einstichstelle«, »Kopf-« und »Muskelschmerzen«. Man muss annehmen, dass die Zahl solcher harmloser Nebenwirkungen in Wirklichkeit höher ist, denn viele Patienten kommen gar nicht auf die Idee, ein leichtes Aua im Oberarm anzuzeigen.

»Der Verdacht einer über das übliche Ausmaß einer Impfreaktion hinausgehenden gesundheitlichen Schädigung« *muss* aber nach dem Infektionsschutzgesetz (IfSG) gemeldet werden. Ärzte und Gesundheitsbehörden sind dazu verpflichtet. Gemeint ist hier alles, was über die oben genannten Reaktionen, aber auch über die gelegentlich vorkommende »Impfkrankheit« (beispielsweise leichte Masern- oder Windpockensymptome nach der entsprechenden Impfung) hinausgeht.

Von den 3.000 bis 4.000 Meldungen im Jahr fällt rund ein Drittel in die Kategorie »schwerwiegend«. 2016 registrierte das PEI genau 1.080 schwerwiegende Fälle, die im Verdacht stehen, mit einer Impfung zu tun zu haben. Wir erinnern uns: Es gibt über 40 Millionen Impfungen pro Jahr. Tausend Fälle heißt also: bei einer von 40.000 Impfungen.

Unter diesen gut tausend schwerwiegenden Verdachtsfällen gab es 15 Tote und 53 bleibende Schäden. 68 von 40 Millionen oder eine von 600.000 Impfungen.

Wir sind aber immer noch auf der Ebene *Verdacht*. Noch wissen wir nicht, ob diese Fälle tatsächlich etwas mit Impfungen zu tun haben oder ob es wenigstens wahrscheinlich ist, dass ein Zusammenhang besteht.

Das PEI hat diese 68 Fälle untersucht. Zunächst zu den 15 Todesfällen: »In keinem einzigen Fall war ein ursächlicher Zusammenhang zwischen der Impfung und der berichteten Todesursache festzustellen«, teilte das PEI mit. Unter den 53 möglichen Impfschadensfällen waren 24, in denen ein Zusammenhang mit den Impfungen möglich, sehr wahrscheinlich oder unzweifelhaft war – »konsistent«, wie das PEI in seinen Bulletins formuliert. Und diese Fälle waren nicht alle harmlos. Wir kommen gleich darauf zurück. Erst mal zur Statistik: 24 Fälle bei 40 Millionen Impfungen – das ist grob aufgerundet ein Verhältnis von einem Schaden pro 1,7 Millionen Impfungen.

Auf der anderen Seite steht die Zahl der vermiedenen Erkrankungen und Todesfälle. Wir erinnern uns an das sechste Kapitel, in dem uns Tausende von Poliofällen und Diphtherietoten, Kinder mit Masern-Enzephalitis und unfruchtbare oder schwerhörige Mumps-Opfer begegnet sind. Und es sei hier noch einmal gesagt: Impfen ist eine Frage der Abwägung von Nutzen und Risiken.

Wir haben uns bis jetzt mit der wissenschaftlichen Analyse der Verdachtsfälle beschäftigt. Jetzt geht es um die juristische Aufarbeitung möglicher Impfschäden.

In den fünf Jahren von 2005 bis 2009 wurden in Deutschland 169 Impfschäden anerkannt, also knapp 35 pro Jahr. In der gleichen Zeit wurden 1036 Anträge gestellt, also gut 200 pro Jahr. Wer unter einem anerkannten Impfschaden leidet, hat in Deutschland Anspruch auf eine staatliche Versorgung nach dem Bundesversorgungsgesetz. Der Staat hat ein Interesse, dass seine Bürger sich impfen lassen. Wenn sie dabei trotz der hohen Sicherheit der zugelassenen Impfstoffe Schäden erleiden, versorgt er sie. So sieht es das Infektionsschutzgesetz vor.

Dass es pro Jahr manchmal mehr anerkannte Impfschäden gibt als Fälle, die das PEI als »konsistent« einstuft, hat verschiedene Gründe. Zum einen gibt es Altfälle. Menschen stellen Anträge wegen möglicher Schadensfälle, die länger zurückliegen. In den Neunzigerjahren stellten Ostdeutsche Anträge, die dafür in der DDR keine Möglichkeit hatten. Insgesamt – auch ohne den Sondereffekt der Wiedervereinigung – geht die Zahl der Impfschäden zurück. Früher gab es mehr Probleme, weil die Qualität der Impfstoffe schlechter war oder Verfahren weniger erprobt waren. Heute ist ein Impfschaden ein wirklich extrem seltenes Ereignis. Die Geschichte des Impfens mag eine Geschichte der Impfschäden sein, dann ist sie allerdings auch eine Geschichte von immer, immer weniger Impfschäden. Eben weil die Wissenschaft bereits riesige Fortschritte gemacht hat und auch weiter macht.

Als Impfschaden wird nach dem Infektionsschutzgesetz auch eingestuft, wenn man auf dem Weg zu oder von einer durch die STIKO empfohlenen Impfung einen Unfall erleidet. Streng genommen ist auch eine zerbrochene Brille beim Weg in die Arztpraxis ein anerkennenswerter Impfschaden. Am Ende entscheidet im Zweifelsfall ein Gericht darüber, ob einem Antrag stattgegeben wird. Und gelegentlich entscheiden Richter nicht nach den gleichen, engen Maßstäben wie Wissenschaftler.

Wer glaubt, es gäbe nur deswegen wenige und immer weniger Impfschäden, weil Behörden und Gerichte die Wahrheit unterdrückten, der schaue sich mal die Urteile an, die in solchen Verfahren gefällt werden. Es gibt beispielsweise Urteile von deutschen Sozialgerichten, sogar vom Europäischen Gerichtshof, die das Erkranken an Multipler Sklerose (MS) als Impfschaden eingestuft haben. Und folglich gibt es in jedem Jahr auch eine Reihe von Meldungen ans PEI, die MS auf Hepatitis-, Zeckenschutz- oder andere Impfungen zurückführen. Es gibt aber keine epidemiologische Studie, die einen solchen Zusammenhang nahelegt oder gar nachweist.

In solchen Studien vergleicht man die Zahl der MS-Erkrankungen bei Menschen, die gegen Hepatitis geimpft wurden, und Ungeimpften. Das Ergebnis ist stets, dass MS bei Geimpften nicht häufiger auftritt als sonst. Man weiß zwar immer noch nicht, wieso jemand an MS erkrankt ist, sein Krankheitsrisiko ist aber erkennbar nicht durch Impfungen erhöht. Die Wissenschaftler vom PEI sehen daher keinen ursächlichen, sondern einen »zeitlich zufälligen Zusammenhang« zwischen Impfung und dem Auftreten von MS. Das heißt, jemand bekommt eine MS-Diagnose kurz nach einer Impfung – eine Diagnose, die er ohne Impfung auch bekommen hätte. Das ist Zufall, kein medizinischer Zusammenhang.

Nach dem Infektionsschutzgesetz muss für die Anerkennung eines Impfschadens wenigstens eine Wahrscheinlichkeit nachgewiesen werden, dass die Impfung die Krankheit – in diesem Fall MS – wirklich ausgelöst hat. Richter in Landshut, Lüneburg oder Luxemburg messen den epidemiologischen Studien aber offenbar weniger Bedeutung zu. Sie beziehen sich auf einen weiteren Satz im Gesetz (beziehungsweise auf eine entsprechende europäische Richtlinie): »Wenn diese Wahrscheinlichkeit nur deshalb nicht gegeben ist, weil über die Ursache des festgestellten Leidens in der medizinischen Wissenschaft Ungewissheit besteht, kann [...] der Gesundheitsschaden [...] anerkannt werden«, heißt es in Paragraf 61 IfSG. Mit anderen Worten: Wenn man nicht weiß, wie die Krankheit entsteht, kann man auch nicht ausschließen, dass sie von einer Impfung ausgelöst wurde.

Das ist zwar eine sehr patientenfreundliche Regelung, aber die daraus folgenden Urteile schüren Zweifel an der Sicherheit von Impfungen, die wissenschaftlich nicht begründet sind. Ebenso könnte man die Hersteller von Roter Bete in Dosen für eine MS-Erkrankung verantwortlich machen, wenn der Erkrankte vier Wochen vor seiner Diagnose Rote Bete gegessen hat (allerdings fällt die Verabreichung von Roter Bete aus irgendwelchen Gründen nicht unter das Infektionsschutzgesetz). Überflüssig zu erwähnen, dass die meisten Impfmediziner entsetzt sind. Denn nun können Impfgegner mit Urteilen winken, die scheinbar die Schädlichkeit von Impfungen bestätigen. Und genau das tun die Anti-Vaxxer.

Auch in einem anderen Fall – und da leider nicht unberechtigt. Im Jahr 2009 breitete sich wohl von Mittelamerika eine Grippeepidemie aus – die sogenannte Schweinegrippe oder Neue Grippe. Wir sind ihr schon im sechsten Kapitel begegnet. Das Virus gehörte zum Subtyp H1N1, dem gleichen, der neun Jahrzehnte zuvor die Spanische Grippe ausgelöst hatte. Zur Erinnerung: Der Spanischen Grippe fielen weltweit zwischen 25 und 100 Millionen Menschen zum Opfer. Eine solch tödliche Pandemie sollte unbedingt vermieden werden, weshalb die Weltgesundheitsorganisation die höchste Warnstufe auslöste. In möglichst kurzer Zeit sollten möglichst viele Menschen auf der ganzen Welt gegen die Schweinegrippe geimpft werden. Erst später wurde klar, dass die Schweinegrippe nicht so ansteckend und nicht so tödlich war wie befürchtet. Allerdings war der Krankheitsverlauf durchaus heftig. Weltweit mussten Patienten mit akutem Lungenversagen intensivmedizinisch versorgt werden. Und diese Patienten waren verglichen mit üblichen Grippefällen verhältnismäßig jung.

Die Resonanz auf den WHO-Alarm war jedenfalls in verschiedenen Gegenden der Welt unterschiedlich hoch. Während die deutschen Gesundheitsbehörden auf dem größten Teil der 29 Millionen Impfdosen sitzen blieben, waren in Skandinavien die Impfkampagnen sehr erfolgreich.

Aus Schweden und Finnland wurden auch die ersten schwerwiegenden Verdachtsfälle auf eine wirklich ernst zu nehmende Impfkomplikation gemeldet: Narkolepsie. Das ist eine Krankheit, bei der die Betroffenen unvermittelt unter Einschlafattacken leiden (und damit ist nicht die Schläfrigkeit bei der Lektüre mitreißender Sachbücher gemeint), oft auch unter Kataplexie, dem plötzlichen Verlust der Muskelspannung. Das ist wirklich nicht lustig. Narkolepsie ist eine ernsthafte Beeinträchtigung des Lebens. Außerdem ist die Krankheit bisher nicht heilbar – das heißt: Man kann nur die Symptome durch Aufputschmittel und Antidepressiva zu lindern versuchen.

Die Narkolepsiefälle traten gehäuft nach der Impfung mit dem Impfstoff Pandemrix des Herstellers GlaxoSmithKline auf – vor allem bei Kindern und Jugendlichen (auch die Familien der Autoren wurden damit geimpft).

Bis heute ist nicht klar, was genau diese Krankheit auslöst. Die statistische Auswertung verschiedener Studien zeigt aber, dass ein Zusammenhang mit den Impfungen sehr wahrscheinlich ist. Das Risiko einer Narkolepsieerkrankung ist bei Menschen, die mit Pandemrix geimpft wurden, viermal höher als ohne. Der statistische Zusammenhang zwischen Impfungen und Erkrankungen ist also eindeutig.

Das PEI hat bis Ende 2016 knapp 90 Verdachtsfälle einer Narkolepsie im zeitlichen Zusammenhang mit einer Pandemrix-Impfung registriert – die Kollegen in der Schweiz neun Fälle. In Österreich hatte man sich glücklicherweise für den Einsatz eines anderen Impfstoffes, Celvapan, entschieden. Dort sind keine Narkolepsiefälle bekannt geworden. In Schweden hingegen wurden 300 Menschen entschädigt. Insgesamt wurden in Europa bei rund 31 Millionen Impfungen mit Pandemrix mehr als 1.300 Verdachtsfälle registriert – ungefähr ein Fall pro 24.000 Impfungen.

Nur als Fußnote: Man muss sich entscheiden. Wer – zu Recht – die Häufung von Narkolepsiefällen als Beweis für einen Impfschaden durch Pandemrix nimmt, darf nicht zugleich die Statistik ignorieren, die einen Zusammenhang zwischen Impfungen und MS widerlegt. Denn das Verfahren zum Nachweis oder Ausschluss eines konsistenten Zusammenhangs ist in beiden Fällen gleich. Aber genau das passiert in der Impfdebatte andauernd: Impfgegner verwenden die Statistiken, die ihnen in den Kram passen, und pfeifen auf die anderen. Oder erklären sie für gefälscht.

Es gab verschiedene Theorien, was genau die Narkolepsieerkrankungen ausgelöst haben könnte. Die Adjuvanzien standen im Verdacht, ebenso wie das damals noch eingesetzte Konservierungsmittel Thiomersal. Beides hat sich nicht bestätigt. Eine Arbeitsgruppe der Stanford University School of Medicine in Palo Alto hat 2015 herausgefunden, dass eine Autoimmunerkrankung die Narkolepsiefälle auslöst. Der Impfstoff gegen das Schweinegrippevirus hat demnach die Produktion von Antikörpern angeregt, die nicht nur am Virus andocken, sondern auch an bestimmten Rezeptoren auf Gehirnzellen. Möglicherweise werden deshalb nicht nur die Viren, sondern auch die Gehirnzellen, die am Schlaf-Wach-

Zyklus beteiligt sind, Opfer der eigenen Immunabwehr. Und es kann sein, dass nicht nur der Impfstoff, sondern auch das Schweinegrippevirus selbst diese Autoimmunstörung auslösen kann.

Allerdings passiert das offenbar nur bei Menschen, deren Immunsystem zu einem bestimmten Gen-Typ gehört (möglicherweise ist das auch ein Grund, weshalb die Fälle in Skandinavien häufiger auftreten als bei uns; in der Bevölkerung dort ist der betroffene Gen-Typ weiter verbreitet). Außerdem muss eine schwere Entzündung oder eine Infektion vorübergehend die Blut-Hirn-Schranke geöffnet haben, sodass die Antikörper überhaupt die Hirnzellen erreichen konnten. Die Forscher aus Palo Alto liefern auch eine Erklärung, weshalb Pandemrix, aber keiner der anderen eingesetzten Impfstoffe Narkolepsie auslösen könnte. In Pandemrix war eine höhere Konzentration eines bestimmten Virusmoleküls vorhanden als in anderen Schweinegrippe-Impfstoffen.

Die Geschädigten haben gerichtlich bestätigte Versorgungsansprüche. Pandemrix hat seine Zulassung verloren. Andere Impfstoffe gegen H1N1, die nicht im Verdacht stehen, Narkolepsie auszulösen, können stattdessen weiterverwendet werden. GlaxoSmithKline allerdings ist Vorwürfen ausgesetzt, über intern früh bekannte andere mögliche Nebenwirkungen von Pandemrix nicht ausreichend berichtet zu haben. Ein Artikel aus dem renommierten *British Medical Journal* aus dem Sommer 2018 legt nahe, dass GlaxoSmithKline und auch europäische Gesundheitsbehörden frühe Warnzeichen hinsichtlich der Impfstoffsicherheit nicht ernst nahmen oder verschwiegen.

Ja, der Pandemrix-Fall ist eine Erinnerung daran, dass mit

Impfungen immer noch Risiken verbunden sind – auch Risiken, von denen man vorher nichts ahnte. Und ja, er zeigt, dass Impfentscheidungen – gerade unter hohem Zeitdruck – einer Risikoabwägung folgen, die sich im Nachhinein möglicherweise anders darstellt. Das Risiko einer tödlichen Pandemie, gegen die es unter Umständen nicht ausreichend Impfstoff gibt, musste ins Verhältnis zu dem Risiko des Einsatzes eines Impfstoffes gestellt werden, zu dem offenbar nicht ausreichend Erfahrungen vorlagen. Erst im Nachhinein war klar, dass das Schweinegripperisiko geringer war als befürchtet und dass das Impfrisiko möglicherweise höher war als erwartet. Die ersten Narkolepsie-Verdachtsmeldungen aus Skandinavien kamen erst nach dem Ende der Grippe- und Impfsaison.

Aber, nein, Pandemrix ist kein Beispiel dafür, dass Gesundheitsbehörden prinzipiell leichtfertig handeln, Risiken unter den Teppich kehren oder Aufklärung behindern. Das PEI hat offen und sorgfältig berichtet, ähnlich Swissmedic. Allerdings hat niemand die Probleme an die ganz große Glocke gehängt.

Der Pandemrix-Fall wurde und wird untersucht -- von neugierigen, unabhängigen Wissenschaftlern. Aber auch GlaxoSmithKline-Leute sind an der Aufklärung beteiligt. Die Erfahrungen mit Pandemrix zeigen, mit welch großer Vorsicht Impfstoffe entwickelt und zugelassen werden müssen. Und sie werden künftige Impfstoffe sicherer machen.

Pandemrix war ein neuer Impfstoff gegen eine Krankheit, deren Gefährlichkeit schwer abzuschätzen war. Auf die Gefahr hin, dass wir uns wiederholen: Bei den durch die STIKO empfohlenen Kinderimpfungen ist die Lage vollkommen anders. Die Impfstoffe sind millionenfach erprobt. Da taucht nicht plötzlich eine Komplikation auf, von der man nichts wissen konnte.

Achtes Kapitel,

in dem wir feststellen, was man auch ohne Impfpflicht alles machen kann. In dem wir uns an die DDR und ihre roten Impfausweise erinnern und nach Frankreich und Italien reisen, wo es staatlich verordnete Impfungen gegen sehr viele Krankheiten gibt. Und in dem wir erfahren, dass unsere Kinder als Austauschschüler in den USA ohne Impfung keine Schule besuchen dürfen.

Im Februar 2019 hatte Gudrun Widders die Nase voll. Sie nutzte ihre ganze Amtsmacht und gab Kindern für eine Woche schulfrei.

Frau Widders ist Leiterin des Gesundheitsamtes des Berliner Bezirks Spandau. Sie ist außerdem Mitglied der STIKO. Sie kennt sich mit Impfungen aus. In Spandau, genauer gesagt unter den 300 Schülerinnen und Schülern der rot geklinkerten Zeppelin-Grundschule, waren die Windpocken ausgebrochen. Zunächst bei einem Kind, dann bei zwei weiteren. Die hatten sich wahrscheinlich bei ihrem Mitschüler angesteckt.

Widders ordnete an, dass alle Kinder ihre Impfbücher vorzulegen hätten. Und das Ergebnis dieser Überprüfung überraschte auch die erfahrene Amtsärztin. Ein großer Teil war gar nicht oder nur einmal geimpft worden. Doch wer keine Impfung gegen Windpocken oder eine früher bereits überwundene Infektion nachweisen konnte, wurde nach Hause geschickt. In einer Klasse waren das sechs von 24 Kindern – ein Viertel.

Dem Windpockenausbruch in der idyllischen Gartenstadt Staaken waren in den Wochen zuvor andere vorausgegangen. »Wir hatten in Spandau vermehrt mit Windpocken in Gemeinschaftseinrichtungen zu tun«, sagte Widders. Bei der Amtsärztin wuchs die Befürchtung, die Sache ohne eine etwas drastischere Maßnahme nicht in den Griff zu bekommen. So teilte die Schule den Eltern mit: »Kinder ohne Impfschutz beziehungsweise Immunität gegen Windpocken müssen wir nach Hause schicken.«

Nicht alle Eltern waren davon begeistert – jedenfalls nicht die, deren Kinder keine Impfung nachweisen konnten. Einige beschwerten sich bei Schulleitung und Amtsärztin und verwiesen darauf, dass in Deutschland keine Impfpflicht herrscht. Das stimmt. Aber warum eigentlich nicht? Und war das nicht früher anders?

In Westdeutschland gibt es seit 1975, dem Ende der Pockenschutzimpfungen, keine Impfpflicht mehr. Im Osten war erst 1990 mit dem Ende der DDR und ihrer Gesetze Schluss mit der Impfpflicht. Zuvor hatte es allerdings in ganz Deutschland sehr lange eine gesetzliche Verpflichtung zur Impfung gegeben. Bis 1975 wankten Jahr für Jahr zehn- bis elfjährige Schüler theatralisch stöhnend aus der Aula, wo eine Schulärztin ihren Oberarm mit Pockenimpfstoff malträtiert hatte. Praktisch seit die Pockenschutzimpfung medizinisch etabliert war, wurde von Staats wegen geimpft – in England seit 1867, im Deutschen Reich seit 1874. Das Reichsimpfgesetz galt über hundert Jahre. In Dänemark und Schleswig-Holstein mussten Konfirmanden und Brautpaare schon 1811 nachweisen, dass sie gegen Pocken geimpft waren. In Österreich bestand seit 1836 eine staatliche Pflicht, die Bevölkerung über die Pockenschutzimpfung zu belehren. Im Westdeutschland der frühen Sechzigerjahre wurden Tausende Impfgegner zu teils hohen Geldstrafen verurteilt, wie der Historiker Malte Thießen in einer umfangreichen Arbeit über das Thema berichtet hat.

In der Schweiz dagegen feierten Impfgegner früh einen großen Erfolg: In einer Volksabstimmung sprachen sich die Bürger schon 1882 gegen das »Impfobligatorium« aus. Ein Impfzwang besteht in der Schweiz bis heute nicht. 2013 wurde in einer Volksabstimmung bestätigt, dass Bund und Kantone eine Pflicht zur Impfung nur bei »erheblicher Gefahr für die öffentliche Gesundheit« und für eingegrenzte Personenkreise erlassen dürfen.

In der DDR gab es auch über die Pockenimpfung hinaus eine Impfpflicht. Jeder DDR-Bürger besaß einen Impfausweis, in dem am Ende 17 Impfungen bescheinigt werden mussten. Es gab sogenannte Dauerimpfstellen, die man aufsuchte, um seiner Pflicht nachzukommen. Wer nicht erschien, wurde angeschrieben. Viele frühere DDR-Bürger zeigen gerne noch heute und mit einem gewissen Stolz ihren roten Sozialversicherungs- und Impfausweis mit eingeprägten Hammer und Zirkel im Ährenkranz und den gesammelten Stempeln – ein Zeichen, dass sogar eine Impfpflicht irgendwie Teil einer nationalen Identität sein kann. Für die DDR war das Impfen auch Teil des Versuches, die Überlegenheit des Sozialismus zu beweisen. Impfen war »Ausdruck der Fürsorge unseres Staates«. Früher als in der Bundesrepublik wurden systematische Impfungen gegen Diphtherie, Wundstarrkrampf, Keuchhusten, Tuberkulose und Kinderlähmung eingeführt. Der stellvertretende DDR-Ministerpräsident

Willi Stoph bot Bundeskanzler Konrad Adenauer sogar mal Polioimpfstoff an, weil der im Westen knapp geworden war. Adenauer lehnte ab.

Heute ist das alles Geschichte. Aber, wie Malte Thießen schreibt, »an Debatten um die Impfpflicht lassen sich Aushandlungen von staatlicher Macht und staatsbürgerlicher ›Mündigkeit‹ erforschen«. Das war nicht nur in der Zeit der Systemgegensätze zwischen Ost und West so. Darum geht es auch heute noch, wenn über die Möglichkeit oder Notwendigkeit einer Impfpflicht diskutiert wird.

Im wiedervereinigten Deutschland beruft man sich ausdrücklich auf das im Grundgesetz garantierte Recht auf körperliche Unversehrtheit (Artikel 2 Absatz 2 Satz 1). Eine Impfung ist eine Körperverletzung, die ohne Einwilligung des Patienten (oder seiner Eltern) nicht erlaubt ist. Eine Ausnahme gilt für Soldaten, die ärztliche Eingriffe in ihre körperliche Unversehrtheit gegen ihren Willen dulden müssen, »wenn es sich um Maßnahmen handelt, die der Verhütung oder Bekämpfung übertragbarer Krankheiten oder der Feststellung seiner Dienst- oder Verwendungsfähigkeit dienen«. So steht es im Soldatengesetz, und so haben wir es im vierten Kapitel bereits gelesen. Aber auch die Staatsbürger ohne Uniform können unterhalb der Schwelle einer Impfpflicht ein kleines bisschen zu ihrem Immunisierungsglück gezwungen werden. Damit sind wir wieder bei Gudrun Widders und den Spandauer Windpocken.

Das Infektionsschutzgesetz gibt den »zuständigen Behörden« das Recht, »die notwendigen Maßnahmen zur Abwendung der dem Einzelnen oder der Allgemeinheit drohenden Gefahren« durch eine übertragbare Krankheit zu treffen.

Windpocken sind nicht so komplikationslastig wie Masern, die kurz darauf zu einem Ausschluss zahlreicher umgeimpfter Kinder vom Besuch einer Schule in Hildesheim führten. Aber auch Windpocken können vor allem für Säuglinge und Schwangere gefährlich werden.

Gudrun Widders hielt deshalb den vorübergehenden Ausschluss der Kinder vom Schulbesuch für angemessen. Und sie hatte dabei schon elegant die einwöchigen Berliner Winterferien mitgenutzt, um die möglichen Überträger der Krankheit für insgesamt sechzehn Tage – was der mittleren Inkubationszeit von Windpocken entspricht – von der Schule fernzuhalten. Zuvor hatte es an anderen Schulen und in Flüchtlingseinrichtungen schon Windpockenausbrüche gegeben. »Isolierungsmaßnahmen waren immer erfolglos geblieben«, berichtete sie. Und in Berlin treten Windpocken doppelt so häufig auf wie im Bundesdurchschnitt.

Das Beispiel zeigt, dass es auch in Deutschland Möglichkeiten gibt, im Bedarfsfall eine Art indirekte Impfpflicht durchzusetzen. Denn wer sein Kind impfen lässt, bleibt von weiteren Ausschlussmaßnahmen verschont. Der Ausschluss von Mitarbeitern und Betreuten vom Besuch einer Gemeinschaftseinrichtung – damit sind Krippen, Kitas, Horte, Schulen und so weiter gemeint – ist im Infektionsschutzgesetz ausdrücklich erlaubt. Diese Möglichkeit gilt für einen Katalog von zwanzig Infektionskrankheiten, der von Cholera bis Windpocken reicht. Hinzu kommen Krätzmilben und Läuse (gegen die man leider nicht impfen kann – wir würden das sonst bei uns und unseren Kindern sofort tun). In Essen hat 2019 eine Kita erklärt, ohne Impfungen würden Kinder nicht mehr aufgenommen.

2015 hat der Bundestag an anderer Stelle im Infektionsschutzgesetz die Masern als Anlass für solche Schutzmaßnahmen besonders hervorgehoben. Das war Ausdruck des Willens, die damals gerade akuten Probleme mit Masernepidemien in den Griff zu bekommen. Natürlich gab es die Forderung nach einer Masernimpfpflicht. Weil sich dafür im Bundestag aber keine Mehrheit fand, nahm man die Masern wenigstens in den Schutzmaßnahmen-Paragrafen auf.

In den USA sind die Regeln schärfer. Wer eine öffentliche Bildungseinrichtung besuchen will, muss Impfschutz nachweisen: gegen Hepatitis A und B, Keuchhusten, Diphtherie, Tetanus, Polio, Meningitis, Masern, Mumps, Röteln und Windpocken. Das betrifft übrigens auch Austauschschüler aus Europa. Wer das umgehen will, braucht eine medizinische oder nicht medizinische Ausnahmegenehmigung, wie wir sie schon im zweiten Kapitel kennengelernt haben. Im amerikanischen Bundesstaat Kalifornien hat man vor einigen Jahren unter dem Eindruck einer Masernepidemie die Möglichkeit nicht medizinischer Ausnahmen wieder gestrichen. Das Ergebnis: Innerhalb von zwei Jahren kletterte die Masernimpfrate von unter 93 auf fast 96 Prozent und überschritt damit die Schwelle, ab der Herdenimmunität wirkt.

Auch in Australien gilt das Prinzip »no jab, no play« – das heißt so viel wie »kein Piks, kein Spiel«. Ungeimpfte Kinder werden dauerhaft oder für den Zeitraum von Ausbrüchen von Kindergärten und Schulen ausgeschlossen. Inzwischen wurde das Prinzip erweitert: Es gilt »no jab, no *pay*« – wer seine Kinder nicht impfen lässt, dem können staatliche Leistungen wie das Kindergeld gekürzt werden.

Frankreich und Italien haben gesetzliche Impfpflichten eingeführt oder erweitert. In beiden Ländern gibt es zum Teil sehr niedrige Impfraten. Die überzeugten Impfgegner sind dort stärker als in Deutschland. Laut einer Befragung aus dem Jahre 2016 steht ein Viertel der Franzosen Impfungen skeptisch gegenüber, jeder zehnte lehnt sie ganz ab. Seit 2018 sind Eltern in Frankreich verpflichtet, ihre Kinder gegen Masern und zehn weitere Krankheiten impfen zu lassen. Auch hier sind die Impfungen Voraussetzung für den Besuch einer Kita. Emmanuel Macrons Premierminister Édouard Philippe sagte vor der Nationalversammlung, man dürfe nicht zulassen, dass »in der Heimat von Pasteur« noch immer Kinder an Masern sterben. Ob die Erinnerung an Pasteur und die nationale Impfehre half oder nur der Zwang – Erfolg ließ sich jedenfalls schnell nachweisen. Innerhalb weniger Monate stieg die Impfrate in Frankreich um fünf bis sechs Prozentpunkte.

Ähnlich ist es in Italien. Auch dort stiegen die Impfraten, nachdem Mitte 2017 zehn Immunisierungen vorgeschrieben wurden – darunter auch Masern, Mumps und Röteln. Kindern kann der Besuch von Krippen, Kindergärten und Vorschulen verwehrt werden. Und es gibt die Androhung unangenehmer Geldstrafen von bis zu 500 Euro.

All die erreichten Erfolge sprechen eigentlich für sich – aber das interessiert nicht jeden. Die rechts-linkspopulistische Regierung Italiens aus Lega und Cinque Stelle schränkte die strafbewehrte Impfpflicht, kaum war sie ausgesprochen, wieder deutlich ein. Seit Sommer 2018 müssen Kinder und ihre Eltern nur noch eine Selbstauskunft über die erfolgten Impfungen vorlegen.

In Deutschland setzt man – ebenso wie in der Schweiz und in Österreich – auf Empfehlungen durch die nationalen Impfkommissionen. Es wird aufgeklärt und geworben, aber wenig oder kein Druck ausgeübt. Spandau ist bisher eher ein Sonderfall, aber er macht Schule.

Eine allgemeine Impfpflicht wäre möglicherweise verfassungsrechtlich angreifbar. Im Fall eines akuten Ausbruchs kann das allerdings anders aussehen.

Derzeit gibt es nach dem Infektionsschutzgesetz (§20) die Möglichkeit, dass das Bundesgesundheitsministerium oder die Bundesländer per Rechtsverordnung Impfungen anordnen, »wenn eine übertragbare Krankheit mit klinisch schweren Verlaufsformen auftritt und mit ihrer epidemischen Verbreitung zu rechnen ist«.

Zu diesem Schritt hat sich aber weder auf Bundes- noch auf Landesebene je ein Gesundheitsminister entschließen können. Alle setzen auf Freiwilligkeit und die Vernunft des »mündigen Bürgers«. Eine Impfpflicht gilt als unverhältnismäßig, solange die Ziele des öffentlichen Gesundheitsschutzes mit anderen Instrumenten zu erreichen sind, die weniger in Grundrechte eingreifen. So heißt es noch 2017 in einer Mitteilung der Bundesregierung an den Bundestag: »Eine allgemeine Impfpflicht wird derzeit nicht als geboten angesehen.«

Als die WHO Anfang 2019 die weltweit steigenden Masernzahlen veröffentlichte und Impfzögerlichkeit auf die Liste der zehn größten Gesundheitsbedrohungen setzte, gab es auch in Deutschland wieder Forderungen nach einer Impfpflicht. Gesundheitsminister Jens Spahn von der CDU schloss sich Forderungen nach einer Impfpflicht an, während wir an diesem Buch arbeiteten. Ein Gesetzentwurf aus seinem Haus sah vor, dass alle Kinder vor Kita- oder Schuleintritt zweimal gegen Masern geimpft sein müssen. Das Gleiche gilt für Erzieher, Lehrer und medizinisches Personal. Kinder sollten vom Kita-Besuch ausgeschlossen werden können, Eltern drohen hohe Bußgelder. Das Gesetz sollte 2020 im Kraft treten.

Dem Berufsverband der Kinder- und Jugendärzte geht das noch nicht weit genug. »Wir wünschen uns allerdings eine Impfpflicht auch für andere gefährliche Krankheiten, für Röteln, Diphtherie, Tetanus, Kinderlähmung, Keuchhusten, Mumps und Windpocken«, sagte der Präsident des Verbandes Thomas Fischbach. Ausdrücklich begründete Fischbach seine Forderung mit »gefährlichen Desinformationen der Impfgegner«, die Eltern stark verunsicherten. Diese könnten durch eine Impfpflicht »wirkungslos« gemacht werden. Nur so lasse sich das Ziel, die Masern auszurotten, erreichen.

Aber wäre es wirklich so einfach? Impfpflicht – und schon ist die ganze Skepsis verschwunden?

Der Deutsche Ethikrat, der die Bundesregierung bei ethisch schwierigen Themen berät, stellte sich diese Frage auch. Im Februar 2019 veranstaltete er eine Expertenanhörung. Und keiner der eingeladenen Fachleute sprach sich *für* eine gesetzliche Impfpflicht aus. Stattdessen empfahlen sie Aufklärung, öffentlichen Diskurs, bessere Kommunikation – auch und vor allem gerichtet an die Vertreter der Gesundheitsberufe: Ärzte, Pflegepersonal, Hebammen. Der Vorsitzende des Ethikrates Peter Dabrock erinnerte daran, dass dort, wo die Impfraten besonders niedrig sind, offenbar Ärzte ihrer Pflicht zur Beratung nicht nachkämen.

Gegen eine Impfpflicht werden eine Reihe von Argumenten vorgebracht – nicht nur rechtliche. Lothar Wieler, der Präsident des Robert Koch-Instituts beispielsweise, sieht als maßgebliche Ursache der Masernausbrüche der vergangenen Jahre Impflücken bei Jugendlichen und jungen Erwachsenen. Die würde man mit einer Impfpflicht für Kinder gar nicht erreichen. Er plädiert für Informationskampagnen und »aufsuchende Impfangebote« – das heißt: Impfungen in Schulen, Hochschulen oder Unternehmen.

Die Erfurter Psychologen um Cornelia Betsch haben festgestellt, dass eine gesetzliche Pflicht zu einzelnen Impfungen die Akzeptanz für die nicht obligatorischen Impfungen verringern könnte – ein Trotz-Effekt, den man natürlich gerade nicht will. Unterschwellig könnte sich außerdem die Botschaft vermitteln, Impfungen, die nicht vorgeschrieben sind, seien verzichtbar.

Und es gibt noch einen Grund, der gegen die Einführung einer Impfpflicht spricht. Ein dafür nötiger Gesetzentwurf würde eine breite öffentliche Debatte über das Für und Wider von Impfungen auslösen. Das ist an sich nichts Schlechtes. Schließlich gibt es gute Argumente für Impfungen. Aber Impfgegner bekämen eine Aufmerksamkeit, die alles bisher Dagewesene in den Schatten stellte. Man kann darauf wetten, dass deutsche Zeitungen Andrew Wakefield interviewen würden. Und dass bei Maischberger oder Illner Wakefields Jünger gleichberechtigt neben Vertretern des Robert Koch-Instituts oder der Bundesregierung säßen. Und das wollen nicht mal die vehementesten Verfechter einer Impfpflicht.

Schlusswort

So, Sie haben jetzt ein ganzes Buch gelesen. Es ging damit los, dass man auf der Suche nach einer Antwort auf die Impffrage ganz schön ins Schleudern kommen kann. In Büchern, auf Internetseiten, auf Facebook oder Twitter wird eine Menge Zeug verbreitet, das einen am Sinn des Impfens zweifeln lassen kann. Sie haben auch gesehen, dass es Menschen gibt, die echte Lügengeschichten über die Risiken des Impfens verbreiten, für die es keinerlei wissenschaftliche Belege gibt. Man nennt das auch *bad science* oder *fake science*. Diese schlechte oder falsche Wissenschaft ist kein Spaß, sondern sie gefährdet Gesundheit und Leben von echten Menschen. Und auch Ärzte, die sich grundsätzlich gegen Impfungen aussprechen, handeln entgegen dem Stand der Wissenschaft.

Sie haben erfahren, dass das Impfen im Immunsystem des menschlichen Körpers die gleichen Abwehrmechanismen aktiviert wie das Überstehen einer Krankheit. Impfen hat nur einen entscheidenden Vorteil: Wir müssen gar nicht erst krank werden, um unsere Abwehrkräfte zu stärken. Und: Kranksein macht nicht gesünder – auch nicht auf lange Sicht –, sondern eher noch kränker.

Sie haben überaus interessante Persönlichkeiten kennengelernt – die abenteuerlustige Lady Mary, die eitlen Herren Pasteur und Koch, John Franklin Enders, den Mann mit dem Hut-Tick, und Hilary Koprowski, den Musikfreund, der so gerne Komponist geworden wäre und zweifelhafte

Menschenversuche unternommen hat. Sie haben über Jahrhunderte hinweg versucht, die Menschheit von der Gefahr durch Infektionskrankheiten zu befreien – und sie sind ziemlich weit damit gekommen.

Sie haben von abscheulichen Wurmkrankheiten, von Tuberkulose, Aids und Malaria erfahren, die Milliarden Erdenbürger quälen, vor allem die ärmsten. Und diese Menschen verbinden mit Impfungen große Hoffnungen – nämlich die, dass ihre Kinder und Enkel von diesen schrecklichen Krankheiten befreit sind und ihrer Armut entfliehen können.

Sie haben sich schließlich all die Krankheiten noch einmal angeschaut, vor denen wir uns und unsere Kinder durch Impfungen schützen können. Und Sie haben erfahren, dass es wirklich extrem unwahrscheinlich ist, dass bei einer dieser in Deutschland, Österreich und der Schweiz empfohlenen Impfungen etwas schiefgeht. Impfungen haben weniger Nebenwirkungen als die meisten anderen Medikamente.

Auf der anderen Seite kann es sehr böse ausgehen, wenn man eine der Krankheiten tatsächlich bekommt, die man durch Impfungen vermeiden könnte. Krank zu sein hat eindeutig mehr Nebenwirkungen als gesund zu bleiben. Vor allem wäre es total bescheuert, wenn durch Nachlässigkeit, Desinteresse oder auf der Grundlage falscher Informationen Krankheiten zurückkehren, die wir eigentlich schon los sind.

Kurz: Es ist einfach sinnlos, auf Impfungen zu verzichten.

Das gilt schon sehr lange. Aber es gilt erst recht in einer Welt, in der wir sehr viel unterwegs sind – in Süditalien, wo man sich die Masern einfangen kann, in Thailand, wo sehr viele Menschen an Hepatitis leiden, oder in Kenia, das im sogenannten Meningitisgürtel liegt. Und es gilt natürlich auch in einer Zeit, in der viele Menschen aus aller Welt zu uns kommen – aus Ländern, in denen die Impfprogramme nicht so gut funktionieren wie bei uns. Und manchmal kommen Menschen nach Europa und infizieren sich hier mit Erregern, die es in ihrer Heimat nicht gibt. Für eine Schwangere aus Eritrea beispielsweise ist es nicht lustig, dass sie bei uns Windpocken bekommen kann.

Sie haben erfahren, dass es einen Impfplan gibt, auf dem die Zeitpunkte für all die empfohlenen Impfungen festgelegt sind. Sie haben aber auch mitbekommen, dass schon zwischen Deutschland, Österreich und der Schweiz nicht alle Empfehlungen einheitlich sind. Reden wir nicht von Sachsen, dem Bundesland, das sich als einziges eine eigene Impfkommission hält, die die zweite Masernimpfung zu einem späteren Zeitpunkt empfiehlt.

Natürlich stellt die Festlegung des Impfplans in Deutschland nicht die einzige Möglichkeit eines zeitlichen Ablaufs der Impfungen dar. Nur, ein Abweichen von diesem Plan stiftet im Zweifelsfall mehr Verwirrung und Unsicherheit, ohne dass damit ein erkennbarer Gewinn verbunden wäre. Deshalb die klare Empfehlung: Wer sich an den Impfplan hält, vermeidet Fehler und Versäumnisse auf dem Weg zur möglichst vollständigen Immunisierung.

Dass in anderen Ländern teilweise andere Pläne gelten, hat in der Regel Gründe. Das Gesundheitssystem ist anders organisiert, Menschen verhalten sich anders, die Bedrohungen durch Infektionskrankheiten sind nicht überall gleich. In einigen Ländern wird mit der Immunisierung gegen Hepatitis B beispielsweise gleich nach der Geburt begonnen. Bei uns erst ab dem dritten Lebensmonat. In vielen Ländern Asiens oder in den USA leiden aber mehr Menschen an Hepatitis B als bei uns. Anders als bei uns sind nicht alle Schwangeren in der Vorsorge auf Hepatitis getestet worden, sodass die frühe Impfung des Neugeborenen helfen soll, die Übertragung unentdeckter Hepatitis-B-Infektionen von Schwangeren zu vermeiden.

In unseren Impfplänen werden Impfungen zu Dreifach-, Vierfach- oder Sechsfachimpfungen zusammengefasst. Auch das hat natürlich Auswirkungen auf den Impfrhythmus. Aber das ist gut, weil es Kindern eine Vielzahl von Stichen erspart.

Also, kurz und knapp, wie versprochen – unsere klare Aussage zur Impffrage: Nehmen Sie die Empfehlungen an, die von der STIKO, dem Nationalen Impfgremium oder der Eidgenössischen Kommission für Impffragen ausgesprochen werden. Die haben sich die Sache sehr gut und sehr umfassend überlegt.

Diese Schlussfolgerung klingt vielleicht wenig originell, aber sie ist sehr, sehr gut begründet – und sie kommt von Herzen.

Dank

an Ellen Hasenkamp und Jessy Wellmer,

an Horst von Bernuth, Anja Ersson, Peter J. Hotez, Eberhard Knödler-Bunte, Friederike Kuster, Fabian Kyrieleis, Remo Largo, Julia Schaaf, Philine Tucker

und all die, die uns während der Arbeit an diesem Buch mit klugen Fragen, anregenden Links, hilfreichen Artikeln und eigenen Erfahrungen versorgt haben.

Literatur (Auswahl)

Ahmed, Syed Sohail et al.: »Antibodies to influenza nucleoprotein cross-react with human hypocretin receptor 2«, in: *Science Translational Medicine*, 01 Jul 2015: Vol. 7, Issue 294, pp. 294Ra105. doi: 10.1126/scitranslmed.aab2354

Arenz, Stephan; Kalies, Helen; Ludwig, Maria-Sabine; Hautmann, Wolfgang; Siedler, Anette; Liebl, Bernhard; Morlock, Gabi; von Kries, Rüdiger: »Der Masernausbruch in Coburg: Was lässt sich daraus lernen?«, in: *Deutsches Ärzteblatt*, 2003; 100(49): A-3245 / B-2698 / C-2521

Baron, John: »The Life Of Edward Jenner, M.D.« Henry Colburn, London 1838

Betsch C.; Böhm R.; Korn L.; Holtmann C.: »On the benefits of explaining herd immunity in vaccine advocacy«, in: *Nature Human Behaviour*, volume 1, Article number: 0056 (2017)

Berg, Jeremy M.; Tymoczko, John L.; Stryer, Lubert: *Biochemie*, 6. Auflage, Spektrum Akademischer Verlag, Heidelberg 2007

Berry, N.; Davis, C.; Jenkins, A.; Wood, D.; Minor, P.; Schild, G.; Bottiger, M.; Holmes, H.; Almond, N.: »Analysis of oral polio vaccine CHAT stocks«, in: *Nature*, volume 410, pages 1046–1047 (26. April 2001)

Blancou, P.; Vartanian, J.-P.; Christopherson, C.; Chenciner, N.; Basilico, C.; Kwok, S.; Wain-Hobson, S.: »Polio vaccine samples not linked to AIDS«, in: *Nature*, volume 410, pages 1045–1046 (26. April 2001)

Dale JB; Batzloff MR; Cleary PP et al.: »Current Approaches to Group A Streptococcal Vaccine Development«, in: Ferretti JJ; Stevens DL; Fischetti VA (editors): *Streptococcus pyogenes: Basic Biology to Clinical Manifestations*, University of Oklahoma Health Sciences Center; Oklahoma City (OK) 2016; online unter: https://www.ncbi.nlm.nih.gov/books/NBK333413/

Ewig, Santiago; Pletz, Mathias W.; Salzberger, Bernd: »Pneumokokken-Impfung (1): Kritik an den STIKO-Empfehlungen«, in: *Deutsches Ärzteblatt* 2017; 114(1-2): A-24 / B-22 / C-22

Gentsch, Günter: *Roulette des Lebens. Die ungewöhnlichen Wege der Lady Mary Montagu*, Helmer, Königstein/Taunus 2007

Grimes DR: »On the Viability of Conspiratorial Beliefs«, in: *PLOS ONE*, 11(1): e0147905 (2016), doi:10.1371/journal.pone.0147905

Grundy, Isobel: *Lady Mary Wortley Montagu*, Oxford University Press, Oxford 1999

Hahn, Kaufmann, Schulz, Suerbaum (Hrsg.): *Medizinische Mikrobiologie und Infektiologie*, 6., komplett überarbeitete Auflage, Springer, Heidelberg 2008

Hotez, Peter Jay: *Vaccines Did Not Cause Rachel's Autism, My Journey as a Vaccine Scientist, Pediatrician, and Autism Dad*, Johns Hopkins University Press, Baltimore 2018

Jamieson DJ; Theiler RN; Rasmussen SA: »Emerging Infections and Pregnancy«, in: *Emerging Infectious Diseases*, 2006;12(11): 1638–1643. doi:10.3201/eid1211.060152

Ki Che Leung, Angela: »›Variolation‹ and Vaccination in Late Imperial China, Ca 1570–1911«, in: Stanley A. Plotkin (Hrsg.), *History of Vaccine Development*, doi: 10.1007/978-1-4419-1339-5, Springer Science+Business Media, LLC 2011

Kissel, Theodor: »Ignaz Semmelweis: Der Retter von der traurigen Gestalt«, in: *Spektrum – Die Woche*, 27/2018, online unter: https://www.spektrum.de/news/der-retter-von-der-traurigen-gestalt/1574034

Lampert Thomas: »20 Jahre Deutsche Einheit: Gibt es noch Ost-West-Unterschiede in der Gesundheit von Kindern und Jugendlichen?«, GBE kompakt 4/2010, Robert Koch-Institut Berlin, online unter: https://www.rki.de/DE/Content/Gesundheitsmonitoring/Gesundheitsberichterstattung/GBEDownloadsK/2010_4_mauerfall_kompakt.pdf?__blob=publicationFile

Löffler, Georg; Petrides, Petro E.; Heinrich, Peter C. (Hrsg.): *Biochemie und Pathobiochemie*, 8., völlig neu bearb. Auflage, Springer, Heidelberg 2006

Meyer, C.; Rasch, G.; Keller-Stanislawski, B.; Schnitzler, N.: »Anerkannte Impfschäden in der Bundesrepublik Deutschland 1990–1999«, Bundesgesundheitsblatt Gesundheitsforschung – Gesundheitsschutz 2002 45:364–370, Springer-Verlag 2002, online unter: https://www.rki.de/DE/Content/Infekt/Impfen/Bedeutung/Downloads/meyer_anerkannte.html

Mina MJ, Metcalf CJ, de Swart RL, Osterhaus AD, Grenfell BT, »Long-term measles-induced immunomodulation increases overall childhood infectious disease mortality«, in: *Science*, 2015 May 8;348(6235):694-9, doi: 10.1126/science.aaa3662, Epub 2015 May 7

Müller-Nordhorn, J.; Hettler-Chen, C.; Keil, T.; Muckelbauer, R.: »Association between sudden infant death syndrome and diphtheria-tetanus-pertussis immunisation: an ecological study«, in: *BMC Pediatrics* 201515:1. https://doi.org/10.1186/s12887-015-0318-7

Nationaler Impfplan: Impfwesen in Deutschland – Bestandsaufnahme und Handlungsbedarf, online unter: http://nationale-impfkonferenz.de/wp-content/uploads/sites/10/2014/10/Nationaler-Impfplan.pdf (abgerufen am 4.1.2018)

Netea, MG; van der Meer, JW: »Trained Immunity: An Ancient Way of Remembering«, auf: Cell Host & Microbe, 2017 Mar 8;21(3):297–300. doi: 10.1016/j.chom.2017.02.003

Offit, Paul A.: »The Cutter Incident, 50 Years Later«, in: *The New England Journal of Medicine*, 2005; 352:1411–1412 doi: 10.1056/NEJMp048180

Parashar, UD; Gibson, CJ; Bresse, JS; Glass, RI: »Rotavirus and severe childhood diarrhea«, in: *Emerging Infectious Diseases*, 2006 Feb; 12(2):304–6

Plotkin, Stanley A. (Hrsg.): *History of Vaccine Development*, doi: 10.1007/978-1-4419-1339-5. Springer Science+Business Media, LLC 2011

Pöhn, Hans Philipp; Rasch, Gernot: *Statistik meldepflichtiger übertragbarer Krankheiten. Vom Beginn der Aufzeichnungen bis heute*, MMV Medizin Verlag, München 1994

Andrew Rambaut, A.; Robertson, D.A.; Pybus, O.G.; Peeters, M.; Holmes, E.C.: »Phylogeny and the origin of HIV-1«, in: *Nature*, volume 410, pages 1047–1048 (26. April 2001)

Robert Koch-Institut: »Empfehlungen der Ständigen Impfkommission (STIKO) beim Robert Koch-Institut – 2018/2019«, Epidemiologisches Bulletin, 23. August 2018 / Nr. 3, online unter: https://edoc.rki.de/handle/176904/5715.8

Robert Koch-Institut: »Bericht zur Epidemiologie der Influenza in Deutschland, Saison 2017/18«, Robert Koch-Institut, Berlin 2018, online unter: https://edoc.rki.de/handle/176904/5739

Roth, Philip: *Nemesis*, Carl Hanser Verlag, München 2011

Sathyanarayana Rao, T. S.; Andrade, C.: »The MMR vaccine and autism: Sensation, refutation, retraction, and fraud«, in: *Indian Journal of Psychiatry*, 2011;53(2):95-6

Thießen, Malte: »Vorsorge als Ordnung des Sozialen. Impfen in der Bundesrepublik und der DDR«, in: *Zeithistorische Forschungen/Studies in Contemporary History*, Online-Ausgabe, 10 (2013), H. 3, S. 409–432, online unter: www.zeithistorische-forschungen.de/3-2013/id=4731 S. 409–432

Walboomers, JM; Jacobs, MV; Manos, MM et al.: »Human papillomavirus is a necessary cause of invasive cervical cancer worldwide«, in: *The Journal of Pathology*, 1999;189(1): 12 – 9. doi: 10.1002/(SICI)1096-9896(199909)189:1<12::AID-PATH431>3.0.CO;2-F

Watkins, David A. et al.: »Global, Regional, and National Burden of Rheumatic Heart Disease, 1990–2015«, in: *The New England Journal of Medicine*, 2017; 377:713-722 doi: 10.1056/NEJMoa1603693

Weinberger, R.; von Kries, R.; van der Linden, M.; Rieck, T.; Siedler, A.; Falkenhorst, G.: »Vaccine. Invasive pneumococcal disease in children under 16 years of age: Incomplete rebound in incidence after the maximum effect of PCV13 in 2012/13 in Germany«, 2018 Jan 25;36(4):572-577. doi: 10.1016/j.vaccine.2017.11.085. Epub 2017 Dec 16

Zentrum für Krebsregisterdaten, Gesellschaft der epidemiologischen Krebsregister in Deutschland e.V. (Hrsg.): »Krebs in Deutschland für 2013/2014«, 11. Ausgabe, Robert Koch-Institut, Berlin 2017

Hinzu kommt eine ganze Reihe weiterer Epidemiologischer Bulletins des Robert Koch-Instituts, in denen Krankheiten und Impfungen beschrieben und erklärt werden. Sie sind hier nicht im Einzelnen aufgeführt. Sie sind online abrufbar unter: www.rki.de/DE/Content/Infekt/EpidBull/epid_bull_node.html.

Die aktuellen Impfkalender

Tabelle 1: Impfkalender (Standardimpfungen) für Säuglinge, Kinder, Jugendliche und Erwachsene

Impfung	Alter in Wochen	Alter in Monaten				
	6	2	3	4	11–14	15–23
Tetanus		G1	G2	G3	G4	N
Diphtherie		G1	G2	G3	G4	N
Pertussis		G1	G2	G3	G4	N
Hib H. influenzae Typ b		G1	G2 [c]	G3	G4	N
Poliomyelitis		G1	G2 [c]	G3	G4	N
Hepatitis B		G1	G2 [c]	G3	G4	N
Pneumokokken [a]		G1		G2	G3	N
Rotaviren	G1 [b]	G2	(G3)			
Meningokokken C					G1 (ab 12 Monaten)	
Masern					G1	G2
Mumps, Röteln					G1	G2
Varizellen					G1	G2
Influenza						
HPV Humane Papillomviren						

Erläuterungen

G Grundimmunisierung (in bis zu 4 Teilimpfungen G1–G4)

A Auffrischimpfung

S Standardimpfung

N Nachholimpfung
(Grund- bzw. Erstimmunisierung aller noch nicht Geimpften bzw. Komplettierung einer unvollständigen Impfserie)

Für Deutschland (Stand: 13. Dezember 2018)

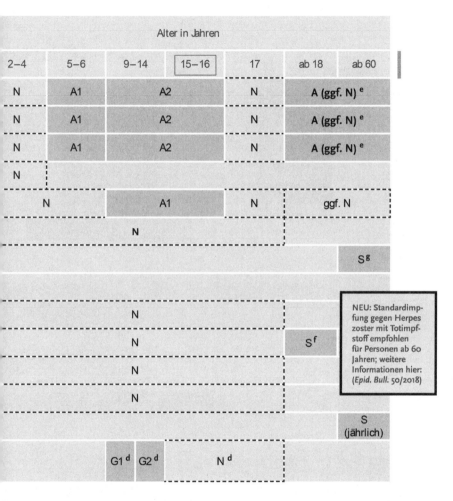

Frühgeborene erhalten eine zusätzliche Impfstoffdosis im Alter von 3 Monaten, d. h. insgesamt 4 Impfstoffdosen.
Die 1. Impfung sollte bereits ab dem Alter von 6 Wochen erfolgen, je nach verwendetem Impfstoff sind 2 bzw. 3 Impfstoffdosen im Abstand von mindestens 4 Wochen erforderlich.
Bei Anwendung eines monovalenten Impfstoffes kann diese Dosis entfallen.
Standardimpfung für Mädchen und Jungen im Alter von 9–14 Jahren mit 2 Impfstoffdosen im Abstand von mindestens 5 Monaten, bei Nachholimpfung beginnend im Alter > 14 Jahren oder bei einem Impfabstand von < 5 Monaten zwischen 1. und 2. Dosis ist eine 3. Dosis erforderlich (Fachinformation beachten).
Td-Auffrischimpfung alle 10 Jahre. Die nächste fällige Td-Impfung einmalig als Tdap- bzw. bei entsprechender Indikation als Tdap-IPV-Kombinationsimpfung.
Einmalige Impfung mit einem MMR-Impfstoff für alle nach 1970 geborenen Personen ≥ 18 Jahre mit unklarem Impfstatus, ohne Impfung oder mit nur einer Impfung in der Kindheit.
Impfung mit dem 23-valenten Polysaccharid-Impfstoff.

Impfplan Österreich 2019

Alter → ↓Impfung	in 7. Lebenswoche	im 3. Monat	im 4.-5. Monat	im 6. Monat	im 7.-9. Monat	Vollend. 9. Monat / im 10.-11. Monat	im 12. Monat	1. Geburtstag / im 13. Monat	im 14. Monat	im 15. Monat	2. Lebensj. im 1. Mon
						Lebensmonat					
Rotavirus [a]	1 → 4 Wochen → 2 → 4 Wochen → 3										
Diphtherie											
Tetanus											
Pertussis		1 → 2 Monate → 2		→ 6 Monate →			B				
Poliomyelitis											
Haemophilus influenzae B											
Hepatitis B											
Pneumokokken		1 → 2 Monate → 2		→ 6 Monate →			B				
Masern, Mumps, Röteln							1 → 3 Monate → 2 d				vor Ein
Meningokokken ACWY											
Humane Papillomaviren											
Meningokokken B [f]		1 → 1 Mon → 2 → 1 Mon → 3						B			
Meningokokken C [g]								1			
FSME								1 → 1-3 Monate → 2			5/9-12 Mona
Varizellen								1 → 4 Wochen → 2			vor Eintritt in Gemeins
Hepatitis A								1 → 6 Monate →			
Influenza [i]											
Herpes Zoster [j]											

Legende

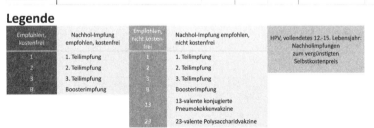

Empfohlen, kostenfrei	**Nachhol-Impfung empfohlen, kostenfrei**	**Empfohlen, nicht kostenfrei**	**Nachhol-Impfung empfohlen, nicht kostenfrei**	HPV, vollendetes 12.-15. Lebensjahr: Nachholimpfungen zum vergünstigten Selbstkostenpreis
1	1. Teilimpfung	1	1. Teilimpfung	
2	2. Teilimpfung	2	2. Teilimpfung	
3	3. Teilimpfung	3	3. Teilimpfung	
B	Boosterimpfung	B	Boosterimpfung	
		13	13-valente konjugierte Pneumokokkenvakzine	
		23	23-valente Polysaccharidvakzine	

HINWEIS: Prinzipiell sollte jede der empfohlenen Impfung bei Versäumnis ehestmöglich nachgeholt werden. Zeitangaben innerhalb der Pfeile entsprechen empfohlenen (Mindest-)Intervallen. Detailinformationen zu Impfintervallen (Wochen/Monate, etc.) und Empfehlungen für Nachhol-Impfungen siehe Impfplan Österreich 2019 (verfügbar unter www.sozialministerium.at/impfplan) bzw. entspr. Fachinformation.

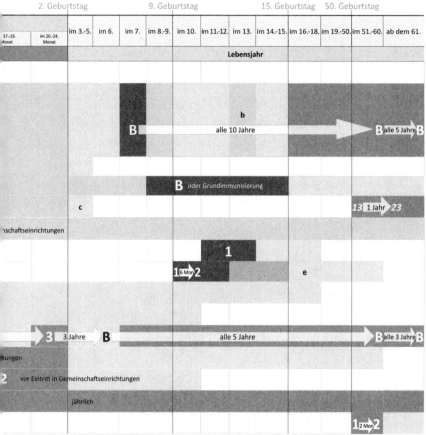

a bis zur vollendeten 24. (Rotarix, 2 Dosen) bzw. vollendeten 32. Lebenswoche (Rotateq, 3 Dosen)
b wenn im 7.-9. Lebensjahr nur eine dip-Tet-IPV-Auffrischungsimpfung erfolgt ist, spätestens bei Schulaustritt (Pertussis!)
c Kinder mit Risiken bis zum vollendeten 5. Lebensjahr kostenfrei
d bei Erstimpfung nach dem 1. Lebensjahr erfolgt die 2. Impfung frühestmöglich, mit einem Mindestabstand von 4 Wochen
e ab vollendetem 15. Lebensjahr sind 3 Dosen notwendig.
f Impfschema abhängig von Alter und Impfstoff. Bei Impfbeginn ab dem vollendeten 3. Lebensmonat und später: insgesamt 2-3 Dosen, Details siehe
  Fachinformation des jeweiligen, für die entsprechende Altersgruppe zugelassenen Impfstoffes.
g Konjugierter Men-C Impfstoff: Neisvac C: Impfbeginn vollendetes 2. bis vollendetes 4. Lebensmonat: 2 Dosen im Abstand von mindestens 8 Wochen
  plus eine Auffrischungsimpfung im 12. oder 13. Lebensmonat. Impfbeginn vollendetes 4. Lebensmonat bis vollendetes 12. Lebensmonat: 1 Impfung plus
  eine Auffrischungsimpfung vorzugsweise im 12. oder 13. Lebensmonat, in jedem Fall aber mit einem Abstand von mindestens 6 Monaten zur letzten
  Impfung mit Neisvac C. Menjugate: Impfbeginn vollendetes 2. bis vollendetes 12. Lebensmonat: 2 Dosen im Abstand von mindestens 8 Wochen plus eine
  Auffrischungsimpfung im 2. Lebensjahr mit einem Abstand von mindestens 6 Monaten. Ist die Auffrischungsimpfung im 2. Lebensjahr bei begonnener Impfung
  im ersten Lebensjahr nicht erfolgt, so sollte diese Dosis auch im 3. Lebensjahr oder später (bis vollendetes 10. Lebensjahr) nachgeholt werden.
h Grundimmunisierung: FSME-Immun: 0/1-3 Monate/5-12 Monate nach 2. Impfung; Encepur: 0/1-3 Monate/9-12 Monate nach 2. Impfung
i Bei der erstmaligen Impfung von Kindern bis zum vollendeten 8. bzw. 9. (tetravalenter Totimpfstoff) Lebensjahr oder wenn das Kind bisher erst eine einzige
  Impfung erhalten hat, sollen (abweichend von der Fachinformation) 2 Impfungen im Abstand von mindestens 4 Wochen gegeben werden; danach 1 jährliche
  Impfung ausreichend
j Shingrix, 2 Dosen, Abstand mindestens 2 Monate

Bundesamt für Gesundheit
Schweizerischer Impfplan 2018

Anhang 1: Synopsis Schweizerischer Impfplan 2018
Empfohlene Basisimpfungen und ergänzende Impfungen (EKIF/BAG)

Alter [1]	Basisimpfungen									Ergänzende Impfungen			
	DTP [3]	Polio [3]	Hib	HBV [9]	MMR	HPV	VZV	Influenza		Pneumo-kokken	Menin-gokok-ken	HPV	Herpes Zoster
Geburt				[10]									
2 Monate [2]	DTPa	IPV	Hib	(HBV) [11]						PCV13 [21] [22]			
4 Monate [2]	DTPa	IPV	Hib [7]	(HBV) [11]						PCV13			
6 Monate [2]	DTPa	IPV	Hib [7]	(HBV) [11]									
12 Monate					MMR [14]					PCV13 [22]			
12–15 Monate											MCV-C [23]		
15–24 Monate	DTPa	IPV	Hib [7] [8]	(HBV) [11]	MMR								
4–7 Jahre	DTPa/dTpa [4]	IPV			[15]								
11–14/15 Jahre	dTpa [4]			HBV [12]	[15]	HPV [17] [18]	VZV [19]				MCV-C [24]	HPV [25] (Jungen)	
25–29 Jahre	dTpa [5]			[13]		[16]	[19]					HPV [26]	
45 Jahre	dT [5]			[13]		[16]							
≥ 65 Jahre	dT [5]			[13]				Influenza [20]					HZ [27]

1) Zur Präzisierung des Alters: 4–7 Jahre bedeutet vom 4. Geburtstag bis zum Tag vor dem 8. Geburtstag.
2) Ein beschleunigtes Impfschema (Alter 2-3-4, 12–15 Monate) ist für Säuglinge zum frühzeitigen Schutz gegen Pertussis empfohlen, welche absehbar vor dem Alter von 5 Monaten eine Betreuungseinrichtung besuchen werden.
3) Für Details bezüglich der Nachholimpfungen vgl. Tabellen 2–4.
4) Ab dem 8. Geburtstag soll mit der Erwachsenendosierung dT (oder dTp$_a$) geimpft werden, welche im Vergleich zur Kinderdosierung DTP$_a$ eine geringere Diphtherie-Antitoxin- (d) und Pertussisdosis (p$_a$) enthält. Die Kinderdosierung führt in diesem Alter zu ausgeprägteren lokalen Reaktionen. Eine p$_a$-Auffrischimpfung wird allen Jugendlichen empfohlen. Nachholimpfungen gegen Pertussis bei Kindern bis 15 Jahre, welche noch nicht 5 Dosen erhalten haben, erfordern maximal eine Dosis bei 11- bis 15-Jährigen oder 2 Dosen bei 8- bis 10-Jährigen (vgl. Tabellen 2 und 3). Für die Auffrischimpfung im Alter von 4–7 Jahren bei vollständig geimpfte Kinder ein Impfstoff mit geringerer Diphtherie-Antitoxin- (d) und Pertussisdosis (p$_a$) genutzt werden.
5) Auffrischimpfungen sind mit 25 (dTp$_a$), 45 (dT) und 65 (dT) Jahren und danach alle 10 Jahre (dT) empfohlen. Für Patienten mit einer Immundefizienz sind dT-Auffrischimpfungen weiterhin alle 10 Jahre empfohlen. Reisende: Kürzere Intervalle als 20 Jahre (oder 10 Jahre) können je nach Risikosituation indiziert sein (z. B. hochendemische Diphtheriegebiete, begrenzter Zugang zu medizinischer Versorgung). Eine einmalige Auffrischimpfung wird im Alter von 25–29 Jahren empfohlen (mindestens 2 Jahre nach der letzten T-Impfung); sowie unabhängig vom Alter bei regelmässigem Kontakt (beruflich/familiär) mit Säuglingen <6 Monaten. Letztere (Jugendliche oder Erwachsene) sollen so bald als möglich gegen Pertussis geimpft werden, wenn sie in den letzten 10 Jahren nicht gegen diese Krankheit geimpft wurden. In dieser Situation beträgt das minimale Intervall seit der letzten Tetanusimpfung nur 4 Wochen. 1 Dosis dTp$_a$ wird schwangeren Frauen in jeder Schwangerschaft empfohlen, unabhängig vom Zeitpunkt der letzten Pertussisimpfung oder -erkrankung. Die Impfung soll vorzugsweise im 2. Trimester (13.–26. SSW) durchgeführt werden (Nachholimpfung möglichst im 3. Trimester, so früh wie möglich) um Säuglinge in den ersten Lebensmonaten durch die Übertragung mütterlicher Antikörper bestmöglichst vor einer Infektion zu schützen. Erfolgte die Impfung nicht während der Schwangerschaft, soll diese unmittelbar nach der Geburt durchgeführt werden (Interval zur letzten Impfung siehe oben).
6) Nachholimpfung mit einem dT(p$_a$)-IPV-Impfstoff erfolgen.
7) Nachholimpfungen gegen Hib sind bis zum 5. Geburtstag empfohlen. Die Zahl der Dosen hängt vom Alter bei der Impfung ab:
 – Beginn mit 3–11 Monaten: 3 Dosen im Abstand von 4–8 Wochen, vierte Dosis mit 15–24 Monaten,
 – Beginn mit 12–14 Monaten: 2 Dosen im Abstand von 4–8 Wochen,
 – Beginn mit 15–59 Monaten: 1 Dosis.
8) Um einen optimalen Schutz zu gewährleisten, wird die Hib-Auffrischimpfung mit 15–18 Monaten empfohlen.
9) Die generelle HB-Impfung muss ergänzt werden durch die Impfung der spezifischen Risikogruppen und das pränatale Screening.
10) Die Hepatitis-B-Impfung ist unerlässlich für Neugeborene von HBsAg-positiven Müttern. Erste Dosis bei Geburt zusammen mit HB-Immunglobulin. Zweite und dritte Dosis mit 1 resp. 6 Monaten. Serologische Kontrolle einen Monat nach der dritten Dosis.
11) Obwohl die Hepatitis-B-Impfung der Säuglinge aus Public-Health-Sicht nicht prioritär ist, kann sie bereits in diesem Alter verabreicht werden, wenn der Arzt dies als hilfreich erachtet (kombinierte hexavalente Impfung). In dieser Situation ist eine serologische Kontrolle nicht notwendig.
12) Bei Jugendlichen ist die Zahl der Dosen in Abhängigkeit vom verwendeten Produkt unterschiedlich (2 oder 3). Eine serologische Kontrolle ist in dieser Situation nicht notwendig.
13) Nachholimpfungen bei Erwachsenen jeden Alters (ab 16 Jahren), ausser es besteht kein Expositionsrisiko.
14) Die Impfung gegen Masern (MMR) wird ergänzt zwischen 9 und 11 Monaten bei Frühgeborenen, Säuglingen in Betreuungseinrichtungen, Epidemien oder bei Säuglingen, welche in Regionen mit endemischem Masernvorkommen in dieser Altersgruppe leben. Die 2. Dosis erfolgt zwischen 12 und 15 Monaten. Bei einer Epidemie in der Umgebung oder bei Kontakt mit einem Fall wird die Impfung ab 6 Monate empfohlen. Im Falle einer MMR-Impfung im Alter von 6 bis 8 Monaten sind für eine vollständige Impfung insgesamt 3 Dosen erforderlich (siehe Kapitel 1d).
15) Nur Nachholimpfung(en) mit 1 bzw. 2 Dosen gegen Masern, Mumps und Röteln.
16) Nachholimpfung (2 Dosen im Abstand von mindestens 1 Monat für ungeimpfte Personen): alle nicht geimpften (nicht immunen) nach 1963 geborenen Erwachsenen, insbesondere Frauen im gebärfähigen Alter oder Wöchnerinnen. Besonders zu empfehlen ist die Impfung auch für beruflich exponierte Personen, welche diese Infektionen auf Schwangere und andere Risikopatienten übertragen können (z.B. in Frauenspitälern, Kinderkliniken usw.). Die MMR-Impfung darf bei bekannter Schwangerschaft nicht verabreicht werden.
17) HPV-Impfung für weibliche Jugendliche von 11 bis 14 Jahren (vor dem 15. Geburtstag): Verabreichung von zwei Dosen zu den Zeitpunkten 0 und 6 Monate. Die beiden zugelassenen HPV-Impfstoffe können gleichzeitig mit allen anderen gegebenenfalls notwendigen Impfstoffen verabreicht werden.
18) Jungen Frauen von 15 bis 19 Jahren (bis zum 20. Geburtstag), die nicht oder unvollständig geimpft worden sind, wird eine HPV-Nachholimpfung mit 1–3 Dosen im Intervall von 0, 1–2 und 6 Monate empfohlen.
19) Die Varizellenimpfung ist empfohlen für alle 11- bis 39-jährigen Personen, welche die Varizellen anamnestisch nicht durchgemacht haben oder die keine IgG-Antikörper aufweisen. Die Impfung erfordert immer zwei Dosen im Abstand von mindestens vier Wochen.
20) Die Grippeimpfung wird allen Personen ab 65 Jahren empfohlen.
21) Für einen optimalen Schutz sind drei Impfdosen im Alter von 2, 4 und 12 Monaten notwendig. Die Impfungen können gleichzeitig mit den anderen für Säuglinge empfohlenen Impfungen verabreicht werden. Es ist wichtig, dieses Impfschema einzuhalten, um einen rechtzeitigen und während des 2. Lebensjahres anhaltenden Schutz zu erreichen.
22) Nachholimpfungen gegen Pneumokokken sind bis zum 5. Geburtstag empfohlen. Die Anzahl der Dosen hängt vom Alter zum Zeitpunkt der ersten Impfung ab:
 – Beginn mit 3–11 Monaten: 2 Dosen im Abstand von 4–8 Wochen + 1 Auffrischdosis mit 12 Monaten, mindestens aber 8 Wochen nach der zweiten Dosis,
 – Beginn mit 12–23 Monaten: 1 Dosis und 1 Auffrischdosis mindestens 8 Wochen danach,
 – Beginn mit 24–59 Monaten: 1 Dosis.
23) Bei Kleinkindern ist eine MCV-C-Nachholimpfung bis zum 5. Geburtstag empfohlen.
24) Bei Jugendlichen ist eine MCV-C-Nachholimpfung bis zum 20. Geburtstag empfohlen.
25) Für Jungen im Alter von 11–14 Jahren beinhaltet die Impfung zwei Dosen zu den Zeitpunkten 0 und 6 Monaten.
26) Die ergänzende empfohlene Impfung gegen HPV betrifft männliche Jugendliche im Alter von 15–19 Jahren und junge Erwachsene (weiblich und männlich) im Alter von 20–26 Jahren. Sie umfasst drei Dosen im Intervall von 0, 1–2 und 6 Monate. Die Indikation einer HPV-Impfung für eine Person aus diesen Gruppen ist auf individueller Basis zu entscheiden. Die HPV-Impfstoffe können gleichzeitig mit allen anderen gegebenenfalls notwendigen Impfstoffen verabreicht werden.
27) Empfohlen für immunkompetente Personen im Alter von 65 bis 79 Jahren als einmalige Einzeldosis unabhängig davon, ob die Person die Varizellen und/oder Herpes Zoster bereits durchgemacht hatte. Eine Überprüfung der Immunität gegen das Varicella-Zoster-Virus vor der Impfung ist nicht erforderlich.